Les maladies expliquées aux enfants

Éthique et pratique médicale

fondée par Richard Moreau

Collection dirigée par Roger Teyssou

La collection « Éthique et pratique médicale » est une tribune qui permet à tous les acteurs du monde de la santé, professionnels, enseignants, administrateurs, économistes et patients d'exposer leurs opinions, de décrire leur expérience et de proposer des solutions aux problèmes posés par une profession en pleine mutation, et ce en toute indépendance et en conformité avec la déontologie et les bonnes pratiques médicales.

Dernières parutions

Khadija Chahraoui & Antoine Bioy, *Corps et Traumatismes Théories et sens de la maladie*, 2018

Jean-Yves DE LA CAFFINIERE, *La prise de décision médicale, Un art ou une science ?, Essai*, 2019.

Élodie PETITJEAN et Olivier PETITJEAN (dir.), *Histoire de la relation médecin-malade. Analyse autour des concepts d'information, de consentement et d'autonomie du patient*, 2018.

Philippe LIVERNEAUX, *Live Surgery. Alerte sur une pratique médicale dangereuse*, 2018.

Dr Jean-Marc ISRAËL, *L'information du patient en médecine nucléaire. Dire et comprendre*, 2018.

Gilles Damas FROISSART, *Voyage à travers la psychiatrie stéphanoise 1975 – 2015, De l'envie de changer le monde à l'imagerie cérébrale,* 2018.

Tanguy KERVRAN, *Féminin Pluriel, Mémoires d'un gynécologue accoucheur*, 2018.

Julia BONNEMAISON, *Chirurgie de l'obésité et diététique, Une spécialiste répond à vos questions,* 2017.

Bernard SELE, *Numerus clausus, De la maltraitance des carabins au naufrage de la médecine générale*, 2017.

Jacques-Michel LACROIX, *La médecine formatée, Médecins et malades face aux nouvelles technologies,* 2017.

Guy EVEN, *Les deux têtes du médecin*, 2017.

Thierry PATRICE, *Les aléas du vivant, Ordre ou désordre ?,* 2017.

Jean-Yves de la CAFFINIÈRE, *Chirurgie et société. Retour sur 13 articles publiés dans la presse médicale généraliste*, 2017.

Claire GRAND

LES MALADIES EXPLIQUEES AUX ENFANTS

Microbes et compagnie

L'Harmattan

Du même auteur :

Toi qu'on dit « surdoué », La précocité intellectuelle expliquée aux enfants, L'Harmattan 2011.

Toi qu'on dit « autiste », Le syndrome d'Asperger expliqué aux enfants, L'Harmattan 2012.

Journal d'un jeune surdoué, L'Harmattan 2012.

Scolariser les élèves en situation de handicap, L'Harmattan 2014.

Prendre en charge les troubles des apprentissages, L'Harmattan 2016.

Échanges autour du haut potentiel, tome 1 - Enfant précoce... Explique-moi qui je suis, L'Harmattan 2016.

Échanges autour du haut potentiel, tome 2 - Adulte surdoué... Aidez-moi à comprendre, L'Harmattan 2016.

Journal d'un collégien surdoué, L'Harmattan 2020.

L'autisme insoupçonné, L'Harmattan 2020.

5-7, rue de l'École-Polytechnique ; 75005 Paris

http://www.editions-harmattan.fr

ISBN : 978-2-343-21599-0

EAN : 9782343215990

Je souhaite dédier ce livre aux enfants et aux jeunes malades qui m'ont permis de mieux connaître certaines maladies graves, notamment Antonio, Juliette, Yanis, Anne et Marine.

Et tant d'autres, car, malheureusement, la maladie n'épargne pas les plus jeunes.

SOMMAIRE

INTRODUCTION

Je travaille avec les enfants depuis une trentaine d'années. Tout d'abord maîtresse, professeur des écoles comme on dit aujourd'hui, j'ai vite souhaité changer de métier, car j'avais suivi des études de psychologie qui m'avaient beaucoup intéressée. J'ai été psychologue scolaire dans plusieurs écoles maternelles et élémentaires, avec des enfants de trois à douze ans. Je suis maintenant psychologue « tout court ». Je ne travaille plus à l'école et je reçois aussi, en plus des enfants, des adolescents et des adultes.

Quand je demande aux enfants s'ils sont anxieux, s'ils ont des peurs, s'ils se font souvent du souci dans leur vie de tous les jours, certains me répondent qu'ils connaissent une personne malade. Ils s'interrogent et s'inquiètent. Je réponds alors volontiers à leurs questions et tente de leur expliquer ce que je sais sur cette maladie.

J'ai écrit ce livre sous la forme de dialogues avec un enfant et, pour que tu comprennes encore mieux, j'utilise des métaphores, des « images ». Quand je compare un organe à une usine, je fais une métaphore. Dans une usine, des ouvriers travaillent et fabriquent des objets, par exemple une voiture. Dans un organe, c'est un peu pareil. Il y a des sortes d'ouvriers qui font un travail ou qui fabriquent quelque chose, non pas des voitures bien sûr, mais des hormones ou de la salive…

D'ailleurs, le mot organe vient d'un mot latin, mais aussi d'un mot grec, qui signifient instrument ou outil. Comme tu le verras, je précise aussi, parfois, d'où viennent les mots. Tu sais peut-être que les langues utilisent des mots qui viennent de différents endroits du monde. Notre langue, le français, contient de nombreux mots qui ont été construits à partir du grec ou du latin. C'étaient les langues qui étaient parlées il y a très longtemps en Grèce et dans l'Empire Romain, tu sais, celui de Jules César. L'étymologie est la science qui s'intéresse à l'origine des mots. Elle permet de mieux les comprendre, comme dans l'exemple que je donne avec le mot organe. D'après son origine, il désigne un « outil » du corps humain.

J'espère que ce livre répondra à tes questions et te permettra de mieux connaître et comprendre les maladies. Peut-être choisiras-tu, plus tard, de devenir médecin ou même chercheur, pour étudier les maladies encore mal connues ou inventer de nouveaux médicaments.

Première partie

Les maladies du corps

Les microbes et les maladies infectieuses

La semaine dernière, j'avais mal à la gorge. Je croyais que j'avais attrapé un microbe, mais non, le médecin a dit que c'était un virus et il n'a pas voulu me donner d'antibiotiques.

Il avait raison parce que les antibiotiques ne sont pas du tout efficaces contre les virus. Mais, tu sais, un virus, c'est aussi un microbe. Les microbes sont de petits êtres vivants microscopiques. Quelques-uns peuvent donner des maladies que l'on appelle des infections, mais tous les microbes ne sont pas méchants, bien au contraire ; certains nous rendent même service. C'est une très grande famille. Chez les microbes, il y a différentes bactéries, qui peuvent être détruites par les antibiotiques. Il y a aussi des virus, des champignons et encore d'autres micro-organismes moins connus.

Ah bon ? On peut attraper une maladie en mangeant des champignons ? Ah oui, c'est vrai, il y a des champignons venimeux.

Non, les champignons ne sont pas venimeux, mais vénéneux. Ce sont les serpents qui peuvent être venimeux, s'ils injectent du venin quand ils mordent une proie. Certains champignons peuvent nous tuer si on les mange, on dit qu'ils sont vénéneux. Il y a, par exemple, l'amanite tue-mouche, le joli champignon rouge avec des points blancs. D'autres sont plus difficiles à reconnaître. Quand tu vois un champignon dans la forêt, il ne faut surtout pas le toucher, il est peut-être vénéneux. Mais je ne parlais pas de ces champignons. Ceux qui peuvent causer des maladies sont microscopiques, comme les virus et les bactéries. Ils donnent, par exemple, des mycoses.

Ah oui, mon père a eu une mycose, il avait la peau qui se décollait entre les doigts de pieds.

Les mycoses se soignent facilement et sont rarement graves. Les champignons nous laissent assez tranquilles, nous, les humains. Ce sont surtout les bactéries et les virus qui nous rendent malades. Par contre, quand un arbre fruitier, un pêcher ou un abricotier, est malade, c'est presque toujours à cause d'un champignon.

Et après, si on mange les fruits, on est malades aussi ?

Non, les arbres n'ont pas les mêmes maladies que nous. Ce ne sont pas les mêmes champignons qui les rendent malades et qui nous rendent malades. Leurs maladies ne sont pas contagieuses pour les humains.

Tous les microbes qui peuvent donner une infection s'appellent des agents infectieux. Quand une maladie est provoquée par un champignon, on dit que c'est une maladie fongique. Si elle est causée par une bactérie, c'est une maladie bactérienne et si c'est un virus, c'est une maladie virale.

Ah oui ! Viral, j'ai entendu ce mot pendant l'épidémie du coronavirus. C'est aussi un virus, le corona ?

Oui, bien sûr. Il y a plusieurs sortes de virus. Le coronavirus a une forme un peu particulière, avec des sortes de couronnes tout autour. C'est pour ça qu'il s'appelle comme ça.

Il est plus méchant que les autres, le coronavirus ?

Non, pas forcément. Celui qui cause la Covid 19 est féroce, mais il y a des coronavirus qui ne sont pas dangereux. Un simple rhume peut être causé par différents virus. Certains d'entre eux sont des coronavirus. Ils ne sont pas méchants, ils donnent seulement le rhume.

Pourquoi tu dis que les microbes nous rendent service ? Ce n'est pas un service de nous rendre malades.

Certains microbes nous rendent malades, mais il y en a plein qui ne sont pas du tout dangereux et qui ne savent pas donner de maladies. Par contre, ils habitent dans notre corps et ont besoin de nous pour vivre. Nous aussi, nous avons besoin d'eux. La plupart vivent dans notre intestin et nous aident à digérer. D'autres nous protègent en détruisant des microbes qui pourraient nous rendre malades, sur notre peau par exemple.

Tu es sûre qu'on en a besoin ?

Oui, tout à fait. Si on n'avait pas tous ces microbes dans notre intestin, on mourrait. Ils sont indispensables, on ne peut pas vivre sans eux. Tu vois, on croit que les microbes sont nos ennemis, mais certains sont nos amis. Tu sais, nous vivons entourés de microbes. Il y en a partout, ils sont très nombreux et la plupart sont sans danger. Dans notre corps, nous avons plus de microbes que de cellules de corps humain. Oui, tu as bien entendu : notre corps contient plus de microbes que de cellules humaines. Il y en a des milliards. C'est incroyable, non ?

Mais non, ce n'est pas possible. Alors, ils prennent toute la place ?

Ce n'est pas gênant qu'il y en ait autant parce qu'ils sont tellement petits qu'ils ne prennent pas de place et ils ne nous gênent pas. Il y en a seulement quelques-uns qui sont dangereux et ceux-là ne vivent pas dans notre corps, sauf quand on est malade. Il y en a aussi qui ne nous font pas de mal quand ils sont à leur place. Mais quand ils changent d'endroit, ils peuvent nous rendre malades. Par exemple, il y a des bactéries qui ne sont pas du tout dangereuses dans l'intestin, mais quand elles vont dans la vessie, elles provoquent ce qu'on appelle une infection urinaire ou une cystite.

Ah oui, je connais. Ma mère en a souvent. Elle dit que ça fait super mal. Ça pique très fort quand elle fait pipi.

Ça pique parce qu'il y a des bactéries dans la vessie. Ce sont des bactéries qui vivaient dans l'intestin et qui ont réussi à entrer dans la vessie parce que l'anus n'est pas loin de l'urètre, le petit trou par lequel sort l'urine. Quand ces bactéries entrent dans la vessie, elles provoquent une infection alors qu'elles ne posent pas de problème quand elles sont dans l'intestin.

De même, lorsque tu sors des toilettes, tu as des microbes sur les mains. Tu les as attrapés en t'essuyant et en touchant tout ce qui se trouve dans les toilettes. C'est pour ça que c'est très important de se laver les mains ensuite. Sinon, tu risques d'être malade si tu touches ta bouche. Les microbes vont entrer, aller jusqu'à l'estomac et te donner mal au ventre ou te faire vomir. Ces microbes n'étaient pas méchants dans ton intestin, mais ils le deviennent s'ils sont dans ton estomac.

S'il y a plein de microbes partout, c'est important de se laver les mains souvent.

Il faut se laver les mains quand on rentre chez soi, qu'on sort des toilettes, avant de faire à manger, de mettre la table ou de manger. Et c'est tout. Ce n'est pas la peine de se laver les mains tout le temps. Si tu passes la journée chez toi, à jouer avec tes jouets, tu n'as pas besoin de te laver les mains plusieurs fois.

Mais ils ont dit de se laver les mains souvent pour ne pas attraper le coronavirus.

Tu n'as pas besoin de te laver les mains si tu restes chez toi et que tu ne te salis pas les mains. Il faut les laver après avoir toussé avec sa main devant la bouche ou s'être mouché. C'est important pour éviter de déposer le virus sur des objets. Le risque est, qu'ensuite, une personne touche ces objets, touche sa bouche et attrape le virus. En se lavant les mains, on risque moins d'étaler des virus partout. Il faut

aussi les laver quand on rentre chez soi, car on a pu toucher des choses ou des poignées de porte sur lesquelles le virus était posé, dans un magasin par exemple.
Sinon, ça ne sert à rien de trop se laver les mains. C'est même une mauvaise idée de les laver trop souvent.

Ça ne peut pas être une mauvaise idée de se laver. C'est mieux que d'avoir les mains sales.

Eh bien, si, ça peut poser problème de se laver trop souvent. Pour au moins deux raisons. La première, c'est qu'une personne qui se lave souvent les mains peut se mettre à penser qu'elle va tomber malade si elle les lave moins souvent. Ça va lui faire peur alors elle va se laver les mains de plus en plus souvent. Elle risque alors de ne plus pouvoir s'empêcher de les laver sans arrêt. Ça s'appelle des TOC, quand on n'arrive plus à s'empêcher de faire quelque chose pour se rassurer, comme vérifier tout le temps que la porte est bien fermée ou se laver les mains toutes les dix minutes. C'est une maladie qui se passe dans la tête. Les personnes qui ont cette maladie n'arrivent plus à penser à autre chose ni à faire autre chose que se laver les mains. Elles sont prisonnières de cette maladie.

C'est nul, cette maladie.

Oui, c'est pour ça qu'il ne faut pas exagérer. Le mieux est de se laver les mains uniquement quand c'est nécessaire et de se dire : « Ok, les microbes sont partout, mais ce n'est pas grave, car on vit tous ensemble et, la plupart du temps, je ne tombe pas malade. Ce n'est pas la peine d'avoir peur et de me laver les mains tout le temps. »

Ce qu'il faut, c'est ne pas avoir trop de microbes sur les mains, sinon notre système immunitaire aurait trop de travail pour les surveiller et détruire ceux qui sont dangereux.
C'est pour ça qu'il faut se laver les mains plusieurs fois dans la journée, mais pas trop souvent non plus.

L'autre problème, c'est qu'on risque de développer des allergies si on se lave les mains trop souvent. Les petits soldats du système immunitaire, qui nous défendent contre les microbes, ils ont besoin de s'entraîner, comme les sportifs. Si on est trop propres, ils ne peuvent pas s'entraîner et perdent l'habitude de se battre contre les microbes. Ils risquent de ne plus savoir se battre quand des microbes essayeront de nous rendre malades. Et, surtout, s'ils s'ennuient, ils risquent de chercher des bêtises à faire.

Ah bon ? Nos petits soldats font des bêtises ?

C'est presque ça. S'ils n'ont pas de microbes à combattre, il leur arrive d'attaquer autre chose, pour s'occuper. Par exemple, ils choisissent un aliment, un pollen ou même quelque chose à l'intérieur de notre corps et ils l'attaquent. S'ils prennent l'habitude de se battre contre les fraises, on devient allergiques aux fraises et on ne peut plus en manger. C'est dommage. S'ils détruisent quelque chose dans notre corps, c'est très embêtant, tu t'en doutes.

La plupart du temps, quand on se lave les mains trop souvent, quand les parents lavent la maison tous les jours, quand on essaye de tuer le plus de microbes autour de nous, il n'y a pas de problème et notre système immunitaire ne fait pas de bêtises. Mais, avec trop d'hygiène, trop de propreté et pas assez de microbes autour de nous, on a plus de risques d'avoir des allergies.

C'est comme pour tout, il faut un juste milieu : pas trop sale et pas trop propre non plus. Donc, pas de panique, il ne faut pas avoir peur des microbes ni se laver les mains tout le temps. On vit depuis toujours avec les microbes et, tu vois, il y a toujours des humains sur la Terre. Les microbes existent depuis très longtemps. On a toujours vécu avec eux parce qu'ils étaient là avant nous. Ils sont apparus bien avant les premiers hommes préhistoriques et même avant les animaux.

Même avant les dinosaures ?

Les scientifiques pensent que les microbes ont été les premiers êtres vivants sur la Terre. Ils étaient là avant tout le monde, même avant les dinosaures.

C'est quoi, la différence entre les bactéries et les virus ?

Une bactérie, c'est une cellule vivante. Un virus n'est pas une cellule, c'est seulement une molécule de protéine « emballée » dans une sorte de peau grasse. Certains médecins disent qu'un virus n'est pas vivant et d'autres pensent que si, un virus est tout de même vivant.

Les deux sont microscopiques, mais les virus sont beaucoup plus petits. Le mot virus vient d'un mot latin qui veut dire poison. Le mot bactérie signifie bâton, car les premières bactéries que les médecins ont découvertes avaient une forme de bâtonnet. Certaines bactéries ressemblent effectivement à des bâtonnets, à des sortes de chenilles, mais d'autres sont rondes, comme les virus.

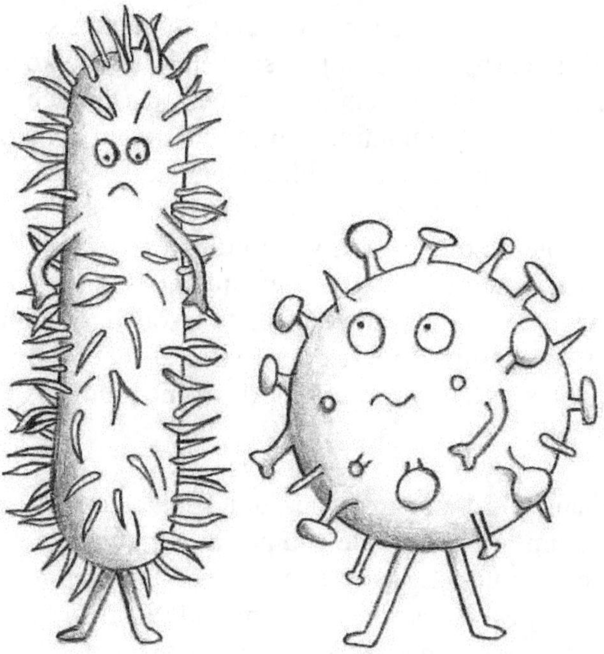

Non, mais, tu t'es vue ? On dirait une chenille !

La grosse différence, c'est que les bactéries peuvent vivre toutes seules alors que les virus ont besoin d'être dans un corps humain ou animal pour survivre et se reproduire.

Une bactérie peut continuer à vivre sur un objet, dans un aliment ou dans l'eau. Même si elle n'est plus dans un corps humain depuis plusieurs jours, elle peut nous rendre malades. Un virus ne peut pas survivre longtemps s'il est en dehors d'un corps. Par exemple, si tu éternues à côté de ton copain, le virus peut entrer dans son nez ou sa bouche et lui donner le rhume. Par contre, si tu es seul quand tu éternues, le virus va se déposer sur la table devant laquelle tu es assis, sur le livre que tu es en train de lire et sur tout ce qui se trouve à côté de toi. Mais il va mourir très vite. En dehors de ton nez, il ne peut survivre que quelques heures. Si ton copain vient te voir le lendemain et qu'il touche un objet sur lequel tu as éternué, il ne risquera pas d'attraper ton rhume parce que tes virus seront déjà morts, ils ne pourront plus le contaminer.

Tu connais plusieurs maladies qui sont causées par des virus, comme la grippe, le rhume, la varicelle, le sida et même les verrues. Les bactéries provoquent des maladies moins connues. Elles ont des noms que tu n'as sûrement jamais entendus, à part l'otite, qui est souvent causée par une bactérie, mais parfois aussi par un virus. Pour l'angine, c'est le contraire, c'est très souvent un virus qui en est responsable et rarement une bactérie.

C'est pour ça que le médecin fait un test grâce à une bandelette qu'il mouille avec la salive du malade. Avec ce test, il sait s'il y a une bactérie ou un virus. Si c'est une bactérie, il donne des antibiotiques. Si c'est un virus, il n'en donne pas parce que ça ne sert à rien.

Il n'a pas besoin de faire un test, il n'a qu'à donner des antibiotiques à tout le monde. Comme ça, s'il y a une bactérie, elle est zigouillée.

Non, ce n'est pas une bonne idée. Il ne faut pas prendre des antibiotiques pour rien, car, à force d'en prendre, les bactéries s'habituent aux antibiotiques et réussissent à survivre. Les antibiotiques sont de moins en moins efficaces. Si on en prend trop, on risque de ne plus réussir à tuer les bactéries parce qu'elles seront devenues résistantes, elles ne seront plus détruites par les antibiotiques et on ne pourra plus se soigner. C'est elles qui nous tueront.

En plus, les antibiotiques font du mal aux microbes que l'on a dans notre intestin. Nous avons des milliards de microbes dans notre intestin. Ils sont très importants et nous aident à digérer. Quand on prend des antibiotiques, on tue les bactéries qui nous rendent malades, mais aussi beaucoup de bactéries qui vivent dans notre intestin et dont nous avons besoin.

Pourquoi les antibiotiques, ils ne tuent pas les virus ?

Les antibiotiques agissent sur les cellules, en les empêchant de se reproduire ou en les détruisant. Les bactéries sont composées chacune d'une seule cellule ; les antibiotiques peuvent donc les détruire.

Ça ne peut pas marcher avec les virus parce que ce ne sont pas des cellules. Ils ont besoin des cellules de notre corps pour vivre et se reproduire, car eux n'ont pas de cellules. On ne peut donc pas les détruire avec des antibiotiques. Si on détruisait les cellules dans lesquelles les virus se cachent, on détruirait nos propres cellules. Ce ne serait pas une bonne idée.

Quand les virus sont dans notre corps, on leur prête des cellules ?

On ne leur prête pas vraiment nos cellules. Ils les envahissent sans nous demander l'autorisation. Ils entrent dans les cellules et se reproduisent, c'est-à-dire qu'ils font plein de bébés, très vite. Quand il n'y a plus assez de place pour tout le monde dans la cellule, elle éclate. Les virus partent dans tous les sens et s'installent dans d'autres cellules. Ils se reproduisent encore dans ces cellules, jusqu'à ce qu'elles éclatent parce qu'elles sont trop remplies. Les virus entrent dans d'autres cellules… Au bout d'un moment, il y a beaucoup de virus.

On doit faire quoi, alors, pour tuer les virus ?

Quand les virus sont sur nos mains, on peut les détruire en se lavant, car la mousse du savon fait « fondre » l'emballage gras des virus et les élimine. Les désinfectants, l'alcool à 70° ou les gels hydroalcooliques tuent aussi très facilement les virus.

Mais quand ils sont dans notre corps, c'est plus difficile, on peut seulement compter sur notre système immunitaire. C'est le travail de nos petits soldats, de détruire les virus. En général, ils y arrivent très bien, même si ça prend un peu de temps. Par exemple, quand on a un rhume, il dure environ une semaine. C'est le temps qu'il faut à nos soldats pour terminer de tuer tous les virus.

La plupart du temps, quand on rencontre un virus, notre système immunitaire le détruit avant qu'il n'ait eu le temps de nous rendre malades. On ne se rend même pas compte qu'il est entré dans notre corps. Tous les ans, il y a énormément de gens qui croisent le virus de la grippe pendant l'hiver, mais la plupart d'entre eux n'attrapent pas la grippe parce que leur système immunitaire détruit très vite le virus. Il n'a pas le temps de s'installer et de les rendre malades. Seules les personnes fragiles, âgées, très fatiguées ou qui ont déjà une autre maladie, attrapent la grippe. Presque tout le monde en guérit ; seuls les plus fragiles en meurent.

Il n'y a pas de médicaments pour tuer les virus plus vite ?

Il existe des médicaments qui peuvent affaiblir les virus, en les empêchant de se reproduire ou d'entrer dans les cellules, par exemple, mais ils ne sont pas toujours efficaces. On appelle ces médicaments, des antiviraux. Le problème avec les virus, c'est qu'ils peuvent apprendre à devenir plus forts et mieux résister aux médicaments. Si les médecins fabriquent un médicament contre un virus et, qu'ensuite, le virus apprend à résister, le médicament n'est plus aussi efficace.

Pour lutter contre les virus, certaines cellules du système immunitaire fabriquent de l'interféron, qui sert à interférer, c'est-à-dire à gêner la reproduction des virus. Il y a des médicaments qui s'appellent de la même façon et qui font le même travail, mais ils ne sont pas efficaces pour soigner toutes les infections.

Contre certains virus, il existe des vaccins. Ils servent à rendre le système immunitaire mieux préparé pour les

combattre. Tu as dû entendre parler du vaccin contre la grippe. Malheureusement, il n'est pas toujours possible de trouver un vaccin. Par exemple, les chercheurs du monde entier essayent de fabriquer un vaccin contre le sida depuis des dizaines d'années et n'ont pas encore réussi. C'est embêtant parce que le sida choisit les cellules du système immunitaire pour s'installer et se reproduire. Quand il les a presque toutes détruites, notre corps ne peut plus se défendre.
N'importe quelle infection peut alors tuer le malade. C'est pour ça que c'est important de trouver un vaccin et des médicaments efficaces. Pour l'instant, les médicaments qui sont prescrits contre le virus du sida ne peuvent pas le détruire, ils peuvent seulement le fatiguer pour que le malade soit moins malade et ne meure pas.

Comment ils font pour nous rendre malades, les microbes ?

Les virus et les bactéries entrent dans le corps par toutes les entrées : la bouche, le nez, les yeux, une plaie... Ils arrivent à entrer quand on respire de l'air où se trouvent des virus, juste après que quelqu'un a éternué, en embrassant une personne qui est malade, en mangeant des aliments qui sont pourris et qui contiennent des microbes, quand on touche des objets sur lesquels il y a des bactéries, quand on ne se lave pas les mains en sortant des toilettes ou quand on se blesse et qu'on ne désinfecte pas la plaie.

Au début, on ne sait pas qu'on est malades, car les microbes n'ont pas encore eu le temps de faire trop de dégâts. Cette période s'appelle l'incubation : les microbes sont dans notre corps, ils nous attaquent, mais on ne le sait pas, on n'est pas encore malades. Par contre, on peut être contagieux, transmettre les microbes à d'autres personnes et les rendre malades aussi.

Une fois qu'ils sont dans notre corps, les virus détruisent les cellules en les faisant éclater alors que les bactéries se promènent partout, elles s'installent très rarement dans nos cellules. Elles détruisent nos cellules de différentes manières, parfois en produisant un poison.

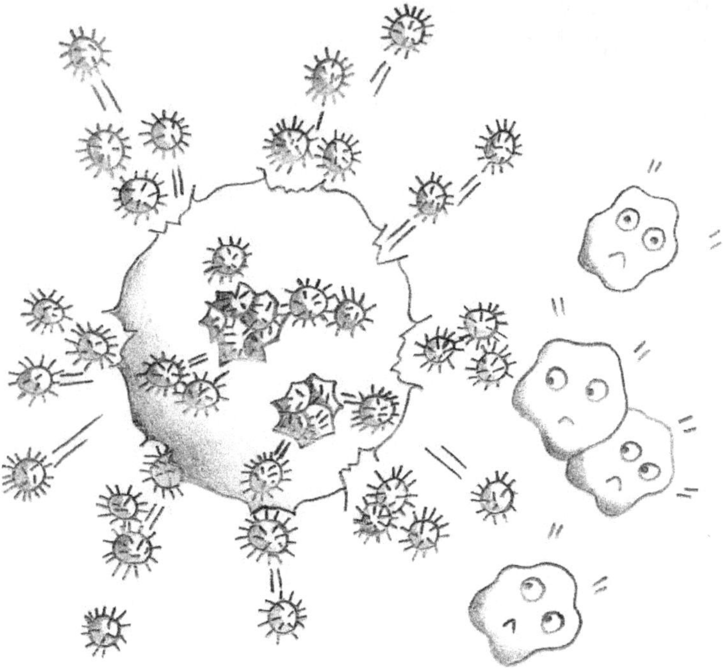

A l’attaque !

C'est le mot virus qui veut dire poison, pas le mot bactérie.

Tu as raison, ces mots sont mal choisis. Le virus n'utilise pas de poison alors que certaines bactéries se servent parfois d'un poison.

Pourquoi il y a eu le coronavirus ?

Dans le Monde, il existe énormément de virus qu'on ne connaît pas encore. Ils sont dans le corps d'animaux qui vivent dans des endroits sauvages où les humains vont très rarement, comme les forêts vierges. Ils ne rendent pas malades ces animaux, mais peuvent être dangereux pour nous. Si, un jour, ces virus arrivent à nous attaquer, par exemple si quelqu'un touche un animal mort en se promenant dans la nature, ils peuvent nous rendre malades. C'est ce qui est arrivé avec le coronavirus ; il vivait dans le corps d'un animal. Les médecins pensent qu'il s'agissait d'une chauve-souris. Puisqu'on ne le connaissait pas, notre système immunitaire ne l'avait jamais rencontré et ne s'était pas encore entraîné à le combattre. On ne savait pas comment soigner les malades et il n'existait pas de vaccin. Il a pu se promener tranquillement, grâce aux avions, avec les touristes qui voyageaient partout dans le Monde. C'est comme ça qu'il a pu rendre autant de gens malades dans tous les pays. La plupart des gens ont guéri. Seules les personnes âgées, fragiles ou qui avaient d'autres maladies en sont mortes. C'est exactement ce qu'il se passe avec la grippe : elle ne tue que les plus fragiles.

Quand il y a beaucoup de malades, on dit que le virus cause une épidémie et quand c'est partout en même temps sur la planète, elle s'appelle pandémie. Le coronavirus Covid 19 a causé une pandémie, il a rendu malades énormément de gens dans le Monde entier.

Le système immunitaire

J'ai le rhume, mais Maman dit que ça ne sert à rien de prendre des médicaments. Il va passer tout seul.

C'est vrai, le rhume guérit sans médicament, mais ça ne signifie pas qu'il passe tout seul. Les virus qui causent le rhume n'ont aucune envie de partir. Ils se sont installés dans ton nez, ont fait plein de bébés et n'envisagent pas du tout de s'en aller.

Ils se plaisent bien dans mon nez.

Oui et, surtout, c'est leur seul moyen de survivre. Quand les virus ne sont pas dans le corps d'un humain ou d'un animal, ils meurent très vite. Alors quand ils trouvent un corps qui les accueille, ils y restent. Il y a tout de même quelques virus qui se retrouvent dehors quand on tousse ou que l'on éternue.

Heureusement, tu possèdes un système de défense qui s'appelle le système immunitaire. Il tue les microbes et te protège contre différentes maladies. En ce moment, il est en train d'attaquer les virus qui te donnent le rhume. Ça va prendre quelques jours parce que les virus se reproduisent très vite, ils sont nombreux et le système immunitaire a beaucoup de travail.

La plupart du temps, ton système immunitaire les détruit avant même qu'ils aient eu le temps de s'installer et de te donner le rhume. Cette fois-ci, tu étais peut-être plus fatigué. Ton système immunitaire était peut-être déjà occupé à détruire d'autres microbes. Ou alors, il a rencontré trop de virus en même temps. Quelle que soit la raison, il les a laissés entrer et s'installer dans les cellules de ton nez. Une fois qu'ils sont là, ils se reproduisent très vite et le système immunitaire a plus de travail pour les éliminer. C'est pour ça qu'il faut généralement une semaine pour guérir du rhume.

Je sais ce que c'est, le système immunitaire. Ce sont les petits soldats qui attaquent les microbes.

Oui, mais pas seulement. C'est bien plus compliqué que ça. Le système immunitaire fait travailler plusieurs organes de ton corps, plusieurs types de cellules et il ne s'attaque pas qu'aux microbes. Il s'occupe aussi de maladies qui ne sont pas causées par des microbes, comme les cancers.

Les sortes de petits soldats dont tu parles existent effectivement. Dans tes os, il y a de la moelle osseuse, un liquide épais qui sert à fabriquer les cellules du sang, dont les globules blancs, qui font partie des équipes de soldats du système immunitaire. Les globules blancs s'appellent aussi leucocytes. « Cyte », c'est une partie de mot qui vient du grec et qui veut dire « cellule ». Parmi les leucocytes, il y a les lymphocytes qui sont les cellules immunitaires. Les lymphocytes produisent une sorte de poison pour détruire les microbes. Ces poisons s'appellent des anticorps. Les lymphocytes ne sont pas tous pareils. Il y en a plusieurs sortes et ils ne travaillent pas tous de la même façon.

Comment ça se passe quand un microbe arrive ?

Ton corps a plusieurs façons de te protéger. Tout d'abord, il y a de bons microbes qui vivent sur ta peau et dans ta bouche. Ils détruisent la plupart des méchants microbes qui s'approchent. C'est pour ça qu'il ne faut pas utiliser trop souvent les bains de bouche ou se laver les mains avec des produits qui désinfectent, comme les gels hydroalcooliques, car ils tuent les bons microbes qui servent à nous protéger. La peau est la première barrière pour empêcher les microbes de s'installer dans notre corps. On peut donc considérer qu'elle fait partie du système immunitaire.

Si ça ne suffit pas, la bouche et le nez ont d'autres façons de se défendre. C'est ce qu'il se passe quand tu éternues ou que tu tousses. C'est une manière de rejeter les microbes à l'extérieur.

Oui, mais si on éternue, on envoie les microbes aux autres. C'est pour ça qu'ils disent qu'il faut éternuer dans son coude.

C'est vrai, surtout que les microbes sortent très vite de notre nez quand on éternue. Ils peuvent être projetés à plusieurs mètres. Les yeux aussi ont leur système de protection, ce sont les larmes. Elles servent à nettoyer l'œil quand il est en contact avec un microbe ou une poussière.

Si, malgré tout cela, les microbes réussissent quand même à nous envahir en entrant par la bouche ou par une blessure, par exemple, d'autres obstacles les attendent. Certains microbes supportent mal la chaleur. En augmentant la température du corps avec la fièvre, le système immunitaire réussit parfois à les détruire ou les affaiblir. Lorsqu'ils sont affaiblis par la chaleur, ils sont plus faciles à éliminer. La fièvre est importante et utile pour lutter contre les microbes, c'est pour cela qu'il ne faut pas trop la faire baisser, car elle nous aide à guérir.

À la naissance, le système immunitaire peut combattre les microbes, mais il n'est pas encore très doué, il n'a pas l'habitude de se battre. C'est pour ça que les petits enfants ont souvent des rhumes, des otites ou des bronchiolites. La première fois que le système immunitaire rencontre un certain microbe, il a besoin d'un peu de temps pour apprendre à le détruire. Pendant ce temps-là, l'enfant est malade. Les fois suivantes, il reconnaît le microbe qu'il a déjà combattu et l'attaque avant qu'il puisse rendre l'enfant malade. Pour que le système immunitaire sache bien lutter contre un microbe, il doit le rencontrer, à l'occasion d'une maladie ou d'une vaccination.

Il y a deux systèmes immunitaires. Pour le premier système, présent dès la naissance, on parle d'immunité innée. C'est le système qui réagit en premier dès qu'un microbe est détecté. Il regroupe quatre types de cellules immunitaires qui attaquent ou « mangent » les agents pathogènes. En fait, on ne dit pas qu'il les mange, mais qu'il les phagocyte.

Il y a aussi « cyte » dans ce mot.

Oui et aussi « phago » qui veut dire manger, en grec ancien. Phagocyter signifie donc manger des cellules. Mais il ne se passe pas que ça lors de la réaction immunitaire innée. Les vaisseaux sanguins deviennent plus larges pour que les cellules du sang arrivent plus vite, en plus grande quantité et qu'elles apportent beaucoup de cellules immunitaires.

Cela provoque une inflammation. C'est ce qu'il se passe quand tu te coupes. Autour de la blessure, la peau rougit, gonfle, chauffe et fait mal. C'est une inflammation. C'est la même chose quand nous avons mal à la gorge. La douleur est causée par une inflammation, car une réaction immunitaire est en train de combattre les microbes.

Le système de l'immunité innée attaque n'importe quel intrus. Un autre système qui s'appelle l'immunité adaptative se met ensuite en place pour apprendre à détruire les microbes qu'il ne connaît pas encore. Ensuite, il mémorise comment il a fait pour mieux les combattre, afin d'être plus efficace et rapide la prochaine fois qu'il les verra approcher.

Il y a différentes cellules qui combattent les agents infectieux et elles ne font pas toutes la même chose. Quelques-unes les phagocytent. Certaines en aident d'autres à reconnaître les microbes qu'il faut attaquer, comme si elles dessinaient une marque sur eux pour qu'ils soient plus faciles à trouver. D'autres encore fabriquent des sortes de poisons pour les détruire. Toutes travaillent ensemble pour être plus efficaces. Enfin, il y a des lymphocytes qui travaillent pour la mémoire du système immunitaire : ils servent à mémoriser à quoi ressemble le microbe, comment il réussit à se défendre et ce qu'il faut faire pour le détruire le plus vite possible.

Alors quand on a eu toutes les maladies, on n'est plus jamais malades ?

Malheureusement, ce n'est pas si simple. Personne ne peut attraper toutes les maladies et être immunisé contre toutes celles qui existent. Il y en a beaucoup trop et certaines sont

mortelles. En plus, certains virus changent de forme et le système immunitaire ne les reconnaît pas. Et, parfois, il oublie ce qu'il a appris ou il se trompe.
Quand il y a longtemps qu'il n'a pas rencontré un microbe, il ne sait plus comment le combattre pour le faire disparaître rapidement alors on a le temps de tomber malades. D'autres fois, le système immunitaire fait des erreurs, il attaque quelque chose qui n'est pas dangereux. Ça nous rend malades parce que ça crée une inflammation pour rien. Cela s'appelle une allergie.

Il y a un moyen pour que le système immunitaire apprenne à combattre un microbe sans attendre qu'il nous rende malades, c'est la vaccination. On utilise surtout les vaccins pour se protéger des maladies graves qui peuvent nous tuer. Une fois qu'on est vaccinés, on ne risque plus de mourir si on rencontre le microbe, on sait s'en défendre, on est immunisés. Quand un médecin nous fait un vaccin, il nous injecte des petits morceaux de microbes qui ne peuvent pas nous rendre malades, mais qui permettent à notre système immunitaire de faire leur connaissance et d'apprendre à les détruire. Si, un jour, les mêmes microbes entrent dans notre corps, le système immunitaire saura bien les combattre parce qu'il se sera entraîné grâce au vaccin.

Malheureusement, il n'existe pas des vaccins pour toutes les maladies graves, car certains microbes sont très malins. Ils empêchent de mettre au point un vaccin capable d'apprendre au système immunitaire à les détruire. C'est le cas du virus du sida. En plus, ce virus s'attaque au système immunitaire, ce qui rend les choses très compliquées, comme tu peux t'en douter. Aujourd'hui, il existe des médicaments qui soignent le sida, mais ils ne réussissent pas encore à l'éliminer du corps des malades, ils ne les guérissent pas.

On ne peut pas faire un vaccin qui tue tous les microbes à la fois ?

Non, chaque microbe est différent. Chaque vaccin n'est efficace que sur un microbe. Peut-être qu'un jour, les chercheurs trouveront un vaccin qui nous protègera contre toutes les maladies, mais ils n'en sont pas encore capables. Ça ne fait pas très longtemps que les vaccins existent. Il y a un peu plus de deux cents ans, des Anglais ont remarqué que les gens qui avaient guéri de la variole ne l'attrapaient plus jamais. Ils étaient immunisés. Leur système immunitaire avait appris à se défendre contre cette maladie qui tuait beaucoup de monde. Cette maladie, causée par un virus, donne énormément de gros boutons remplis de pus, un liquide plein de virus. Cela ressemble un peu à la varicelle, mais les boutons sont plus nombreux et plus gros. Alors, un médecin a eu l'idée d'injecter le pus d'une femme à un enfant et celui-ci a été immunisé. C'était la première expérience de vaccination, en 1796.

Louis Pasteur, un chercheur français, a découvert que nous sommes entourés de microbes et que certains d'entre eux nous rendent malades. Il a réussi à en affaiblir certains pour les rendre moins dangereux. Grâce à ces microbes moins forts, il a inventé la vaccination et le mot vaccin vers 1880. Il a commencé ses essais sur les animaux, pour guérir la rage, une maladie très grave qui tuait les animaux et les humains. Il leur a injecté des microbes affaiblis. Les animaux sont tombés malades, mais ils ne sont pas morts, ils ont guéri. Ensuite, quand leur système immunitaire rencontrait de nouveau le même microbe, il réussissait à se défendre et les animaux vaccinés ne tombaient plus malades. Comme ça marchait bien, Louis Pasteur a ensuite réalisé les premières vaccinations contre la rage sur les humains, en 1885.

Plus tard, d'autres chercheurs ont remarqué qu'en injectant des microbes morts, ça marchait aussi et que la personne vaccinée ne tombait même pas malade. Aujourd'hui, on vaccine de cette façon. C'est aussi efficace et moins risqué.

C'est une super idée. Pourquoi il y a des gens qui sont contre les vaccins ?

Les gens ne sont pas contre les vaccins, mais contre les produits toxiques qui sont ajoutés dans les vaccins, comme l'aluminium. Même en petite quantité, l'aluminium est dangereux pour le cerveau. Certains parents ne veulent pas faire prendre de risque à leur enfant et préfèrent ne pas le faire vacciner.

Pourquoi ils en mettent dans les vaccins, si c'est dangereux ?

Il paraît qu'avec ces adjuvants, les produits comme l'aluminium, le vaccin est plus efficace. Le système immunitaire apprend mieux à s'entraîner contre le microbe. Les fabricants de vaccins disent qu'il y a tellement peu d'aluminium dans les vaccins que ça ne peut pas être dangereux, mais on ne peut pas en être sûrs. Il y a des enfants qui sont tombés très gravement malades après avoir été vaccinés, même si c'est vraiment très rare. C'est pour ça que certains parents ont peur.

Quand on est vaccinés contre une maladie, on ne peut plus jamais l'avoir ?

Comme je te le disais, le système immunitaire a une mémoire qui peut oublier, comme celle de notre cerveau. Il faut faire des rappels, c'est-à-dire refaire les vaccins de temps en temps, par exemple tous les vingt ans chez les adultes. Pour les enfants, c'est plus souvent, car leur système immunitaire est encore jeune et oublie plus vite.

Ah oui, zut, le système immunitaire n'a pas une très bonne mémoire. Et tu as dit, aussi, qu'il se trompe ?

Le système immunitaire est programmé pour repérer tout ce qui est étranger au corps et dangereux. Malheureusement, il lui arrive de croire que quelque chose est dangereux alors que ce n'est pas vrai. S'il croit qu'un aliment est dangereux, il déclenche une inflammation dès que la personne en mange. C'est ce qu'on appelle une allergie. L'aliment que le système immunitaire pense dangereux s'appelle un allergène. D'une personne allergique à une autre, les allergènes ne sont pas les mêmes, car elles ne sont pas allergiques aux mêmes choses. L'une est allergique aux cacahuètes, une autre aux fraises, une autre encore au poisson… On peut être allergique à plein de choses, à la nourriture, aux pollens d'arbre, au venin de guêpe, à certaines substances que l'on trouve dans les médicaments ou les cosmétiques, les produits qu'on utilise pour se laver. Les allergies peuvent être graves s'il y a une grosse inflammation au niveau du cou et que la personne ne peut plus respirer. Quelquefois, le système immunitaire se fâche tellement fort que la personne peut mourir parce que la trop forte réaction immunitaire lui fait un choc. Heureusement, c'est très rare.

Dans le cas de l'allergie, le système immunitaire attaque quelque chose qui vient de l'extérieur, que l'on mange, que l'on respire ou que l'on met sur la peau. Eh oui, la peau laisse entrer les crèmes et les produits pour se laver. Le système immunitaire peut aussi attaquer quelque chose qui se trouve à l'intérieur de notre corps, qui nous sert et qui, parfois, est très important. Dans ce cas, ce n'est pas une allergie, mais une maladie auto-immune. Auto, ça veut dire soi-même. C'est le corps qui s'attaque lui-même. Il y a plusieurs maladies auto-immunes. Certaines font seulement mal, à cause de l'inflammation. D'autres sont plus graves, car elles détruisent des fonctions dont nous avons besoin. Par exemple, si le système immunitaire attaque la gaine de myéline, la personne a une sclérose en plaques.

J'ai entendu parler de la sclérose en plaques, mais la gaine de myéline, ça ne me dit rien.

Oui, je vais t'expliquer. Pour faire fonctionner ton cerveau et ton corps, tes cellules doivent communiquer entre elles. Elles doivent se « parler » et se transmettre des messages qui passent dans une sorte de fil qui s'appelle un axone. Pour que ces axones soient solides et qu'ils ne perdent pas les messages en route, ils sont entourés d'une « couverture » qui les protège. Cette couverture s'appelle la gaine de myéline. Quand le système immunitaire détruit des morceaux, des plaques de cette gaine de myéline, les cellules ne peuvent plus correctement se parler et faire leur travail. La personne a très mal et des difficultés pour bouger, mais pas tout le temps, car c'est une maladie qui est très forte par moments puis qui se calme un peu.

Ben dis donc, il n'est pas très malin, le système immunitaire, pour se tromper comme ça.

Oui et c'est un gros problème qu'il attaque tout ce qui est étranger à notre corps, même s'il ne se trompe pas.

Quand il ne se trompe pas, on ne peut pas lui reprocher de nous protéger.

Et pourtant, ça peut être très embêtant. Par exemple, quand un malade a un organe qui ne fonctionne plus, on peut lui greffer l'organe de quelqu'un d'autre. Ensuite, il doit prendre des médicaments antirejet toute sa vie, sinon son système immunitaire repèrerait que cet organe est étranger. Il le rejetterait et le détruirait. Si l'organe greffé meurt, le malade meurt avec lui. Dans ce cas-là, on aimerait bien que le système immunitaire laisse l'organe greffé tranquille.

Pourquoi il faut prendre des médicaments toute la vie. Au bout d'un moment, il pourrait le connaître et le laisser tranquille.

Non, il continuera toujours à le trouver étranger et à vouloir l'attaquer. C'est pareil avec les groupes sanguins. Il y a plusieurs sortes de sang, selon qu'il y a, ou non, des sucres collés sur les globules rouges. Ces sucres, on les appelle des antigènes. Si le système immunitaire ne reconnaît pas ces sucres parce qu'il n'y a pas les mêmes dans le corps, il les attaque, comme dans le cas d'une allergie. Certaines personnes ont du sang du groupe O. On dit O comme la lettre, mais, en fait, ça veut dire zéro. Dans le sang O, il n'y a pas de sucres, donc zéro antigène. Quand on prélève du sang à un donneur O, on peut le donner à n'importe qui, il n'y aura pas de problème avec le sang du malade. On dit que les gens qui ont un sang du groupe O sont des donneurs universels, ils peuvent donner leur sang à tout le monde. Certaines personnes ont du sang du groupe A ou B. Ils ont des antigènes A ou B et ne peuvent donner du sang qu'aux malades qui ont du sang du même groupe.

Par exemple, si une personne qui a un sang A reçoit du sang B, son système immunitaire va réagir et l'attaquer parce qu'il est étranger au corps. En attaquant le sang qui vient d'être ajouté, il attaque aussi le sang du corps dans lequel ce nouveau sang est mélangé. Et tu comprends bien que si le système immunitaire s'attaque au sang du corps, c'est très dangereux. Enfin, certaines personnes, plus rares, ont un sang AB. Ils sont receveurs universels parce que, s'ils ont besoin qu'on leur remette du sang, après un accident par exemple, on peut leur mettre du sang O, A, B ou AB. Ils acceptent n'importe quel sang.

C'est dommage parce qu'il nous aide bien, notre système immunitaire, quand même.

Oui, on ne pourrait pas vivre sans lui. Les personnes qui ont une maladie qui affaiblit ou qui détruit leur système immunitaire sont en grand danger. Un petit rhume peut les tuer. C'est le cas des malades du sida puisque le virus s'installe dans les cellules immunitaires et les détruit. Ces cellules sont produites en grande partie par la moelle osseuse. Si elle est malade, comme quand une personne a une leucémie, il n'y a plus assez de lymphocytes qui sont fabriqués et le système immunitaire est de moins en moins efficace. D'autres maladies, encore, peuvent affaiblir le système immunitaire.

On ne peut pas le rendre plus fort ?

Oui, mais seulement si on n'a pas une grave maladie qui le détruit. On peut le rendre plus fort en mangeant de tout, surtout des fruits, des légumes et des aliments qui contiennent certaines vitamines, comme la vitamine C et d'autres encore.
Quand on expose notre peau au soleil sans crème solaire quelques minutes, la peau fabrique la vitamine D et le système immunitaire est renforcé. Mais il ne faut pas abuser du soleil, car il devient dangereux pour la peau si on s'expose trop longtemps. Il faut aller au soleil un petit peu tous les jours.

C'est important aussi de bien dormir et de ne pas se faire trop de souci, car le manque de sommeil et le stress affaiblissent le système immunitaire. Ce qu'il faut faire aussi, c'est éviter la pollution et surtout, ne pas fumer. Les produits très dangereux qui sont dans la fumée de cigarette intoxiquent le corps, affaiblissent le système immunitaire et nous rendent malades.

L'intolérance au gluten

J'ai une maladie bizarre. Je ne peux plus manger de pain à cause du gluten.

Ça doit être parce que ton intestin ne supporte pas le gluten contenu dans la farine de blé, avec laquelle est fait le pain. Tu peux manger du pain, à condition qu'il soit fabriqué avec une farine qui ne contient pas de gluten. Les magasins vendent de plus en plus de produits sans gluten : du pain, des pâtes, des gâteaux…

Le gluten est une protéine. On la trouve dans certaines céréales, telles que le blé, l'orge ou le seigle. Au siècle dernier, ces céréales contenaient moins de gluten, mais, maintenant, les boulangers préfèrent la farine qui en contient beaucoup, car il aide à faire lever le pain. Trop de gluten est parfois difficile à supporter pour certaines personnes qui sont hypersensibles au gluten. Il leur donne mal au ventre ou des diarrhées. Il est pourtant sans danger et ne cause aucun problème à la plupart des gens.

Le docteur m'a dit comment s'appelle ma maladie. Elle a un nom bizarre qui commence comme Célia.

Alors je pense que tu as la maladie cœliaque, c'est une intolérance au gluten ou, plutôt, à l'un de ses composants, la gliadine. Dans ce cas, ce n'est pas ton intestin qui ne supporte pas le gluten, c'est ton système immunitaire. La maladie cœliaque est une maladie auto-immune. Ton système immunitaire « n'aime » pas du tout le gluten et réagit mal quand il en rencontre. Pour que tu comprennes mieux, disons que ton système immunitaire n'aime tellement pas le gluten qu'il se met en « colère » quand il en voit. Il a alors une réaction anormale, il attaque l'intestin et détruit les petits plis qui sont à l'intérieur. C'est embêtant parce que ces petits plis sont très importants. Ils servent à récupérer tout ce qui est bon dans ce que l'on mange, pour l'envoyer dans notre sang et nourrir notre corps.

Mais pourquoi mon système immunitaire n'aime pas le gluten ? Qu'est-ce qu'il lui a fait ?

C'est difficile de répondre à cette question. Tu sais, notre système immunitaire est formidable. Il passe son temps à nous défendre, mais, parfois, il se trompe et attaque ce qu'il ne devrait pas attaquer, car il se met à croire que c'est dangereux. Dans ton cas, il doit penser qu'il y a un danger dans ton intestin alors il te défend contre lui. En France, environ une personne sur cent a cette maladie. Ce sont surtout les femmes qui en souffrent, mais il y a aussi des hommes et des enfants.

Les médecins ont remarqué qu'une personne qui a la maladie cœliaque a souvent d'autres membres de sa famille qui ont aussi cette maladie. Il semblerait qu'il y ait une prédisposition héréditaire, c'est-à-dire que les parents « donnent » à leurs enfants un plus grand risque d'avoir cette maladie. Certaines personnes ont donc plus de risques d'avoir cette maladie qui, un jour, va peut-être se déclencher, on ne sait pas trop pourquoi. Les médecins pensent qu'elle peut démarrer après une infection intestinale. Le système immunitaire s'est « fâché » après les microbes responsables de cette infection. Ensuite, il reste énervé et ne fait plus son travail correctement. Il se méfie de ce qui est sans danger, c'est-à-dire le gluten et il attaque ce qu'il ne devrait pas détruire, c'est-à-dire l'intestin. Peut-être qu'au moment où il combattait les microbes, il a « aperçu » du gluten. Il a pensé qu'il faisait aussi partie des ennemis alors il s'est mis à « croire » que le gluten était dangereux.

C'est comme une allergie ?

Ce n'est pas tout à fait pareil. Quand une personne a une allergie, son système immunitaire attaque l'allergène, c'est-à-dire l'aliment, le pollen ou le médicament qui provoque l'allergie. Dans la maladie cœliaque, ce n'est pas le gluten qui est attaqué par le système immunitaire, c'est l'intérieur de l'intestin.

L'allergie au gluten existe, mais ce n'est pas la même chose que la maladie cœliaque. Si les personnes qui sont allergiques au gluten en consomment, elles vont rougir, gonfler, avoir des éruptions de boutons ou des difficultés à respirer, comme avec n'importe quelle allergie. La réaction allergique est rapide et apparait en quelques minutes ou quelques heures après avoir consommé du gluten. Dans la maladie cœliaque, la réaction est très lente. Ce n'est que lorsque l'intestin est déjà bien abîmé que les premiers symptômes apparaissent. Cela peut prendre plusieurs années.

Tu vois, le gluten peut causer trois problèmes de santé qui ont un peu les mêmes symptômes : l'hypersensibilité au gluten, qui est causée aussi par une réaction exagérée du

système immunitaire, l'allergie au gluten et la maladie cœliaque.
Dans les trois maladies, le système immunitaire ne réagit pas normalement, mais, pour chaque maladie, sa réaction est différente.

Je vais guérir ?

On ne sait pas encore guérir cette maladie. La seule chose à faire est de ne plus rien manger qui contient du gluten. Il faut absolument l'éviter à chaque repas et toute ta vie. C'est très important parce que, sinon, ton intestin sera trop abîmé, il n'arrivera plus à absorber tout ce dont tu as besoin, dans ce que tu manges. Tu manqueras de vitamines ou d'autre chose dont ton corps a besoin pour être en bonne santé. Tu seras très fatigué et tu risqueras de tomber malade. Même si tu manges correctement et de façon équilibrée, sans oublier les fruits et les légumes, tu seras mal nourri, parce que ton intestin ne pourra plus prendre tout ce qui est bon dans la nourriture.

Si tu arrêtes complètement de consommer du gluten, ton intestin va se réparer et tu seras guéri au bout de quelques mois, mais tu ne devras plus du tout manger quoi que ce soit qui en contient sinon la maladie reviendra et pourra s'aggraver. Tu dois suivre un régime sans gluten toute ta vie.

C'est une maladie qui a l'air d'être simple à soigner, mais ce n'est pas si facile d'éviter le gluten, car il y en a dans de nombreux aliments. Le mot gluten vient d'un mot latin qui veut dire glu, colle. Les fabricants de produits alimentaires s'en servent beaucoup parce qu'il est bien pratique pour coller ensemble plusieurs ingrédients, pour faire des sauces

par exemple ou des plats tout faits. Il ne suffit pas de ne pas manger de céréales, de pain, de pâtes et de gâteaux. Heureusement, en France, une loi oblige les fabricants de nourriture à écrire qu'il y a du gluten dans la liste des ingrédients.
Comme tous les ingrédients qui peuvent causer des allergies, les mots blé et gluten doivent être écrits en gras, c'est-à-dire avec une écriture plus grosse.

Je risque quoi si je mange quand même du gluten ?

Tu risques d'avoir de plus en plus mal au ventre, de manquer de vitamines, d'être très fatigué et d'avoir, à l'âge adulte, des maladies graves comme le cancer. Tu as de la chance que ton médecin ait pensé à te faire faire le test pour vérifier si tu avais la maladie cœliaque. Comme ça, tu peux éviter le gluten et retrouver la santé. Beaucoup de gens ne doivent pas consommer de gluten, mais ils ne le savent pas, parce qu'ils ont des symptômes qui ne font pas du tout penser à cette maladie. Leur médecin ne devine pas qu'ils ont la maladie cœliaque et ne leur dit pas d'arrêter le gluten. Ils continuent d'en consommer et sont de plus en plus malades.

Le gluten perturbe le fonctionnement de l'intestin. C'est embêtant pour la digestion et pour le fonctionnement du cerveau. Eh oui, l'intestin aide aussi le cerveau à bien faire son travail. Des médecins et des parents pensent même qu'un problème au niveau de l'intestin, à cause du gluten, pourrait causer ou aggraver l'autisme.

C'est quoi, l'autisme ?

Chez les autistes, il y a un endroit du cerveau qui ne fait pas bien son travail. Ceux qui sont seulement « un peu » autistes ont une façon différente de penser, qui complique plus ou moins leurs relations avec les autres. Par contre, ceux qui sont « très » autistes sont handicapés : ils ne comprennent pas bien ce qu'on leur dit, ils ne savent pas comment il faut se comporter avec les autres et certains d'entre eux n'arrivent pas à apprendre à parler.

Elle est comment, leur façon de penser ?

Si tu vois un enfant triste, tu sais qu'il est triste, il n'a pas besoin de te dire qu'il est triste pour que tu le devines. Un autiste a beaucoup de mal à deviner ce qu'on ressent si on ne le lui dit pas. Quand tu vois des enfants jouer, tu sais comment faire pour aller jouer avec eux. Un enfant autiste ne sait pas comment jouer avec les autres ni comment se faire des amis. Tu n'aimes pas jouer toujours au même jeu ni parler sans cesse de la même chose. Les autistes n'aiment pas les changements, ils s'intéressent surtout à un ou deux sujets qui les passionnent et aiment parler très souvent de ces sujets.

Quel est le rapport avec le gluten ?

Certaines personnes sont persuadées que c'est à cause du gluten que le cerveau des enfants autistes ne fonctionne pas normalement et qu'ils sont autistes, mais aucune étude scientifique n'a prouvé que le gluten était responsable de l'autisme. Des parents affirment que leur enfant a commencé à avoir moins de problèmes quand il a arrêté de consommer du gluten ou des produits laitiers. Le lactose, le sucre du lait, peut aussi ne pas être supporté par l'intestin et perturber son fonctionnement. C'est d'autant plus vrai pour les personnes qui ne supportent pas le gluten, car leur intestin est abîmé et a plus de risques de ne pas supporter aussi le lactose. Ce qui est sûr, c'est que le fonctionnement du cerveau dépend de la bonne santé de l'intestin. Si l'intestin est malade à cause du gluten, du lactose ou d'autre chose, il empêche le cerveau de bien fonctionner.

Le microbiote

J'ai pris des antibiotiques et, maintenant, j'ai la diarrhée.

Oui, ça arrive souvent. Les antibiotiques détruisent les mauvais microbes qui t'ont rendu malade, mais ils ne choisissent pas parmi les microbes, ceux qu'il faut tuer et ceux qu'il faut laisser tranquilles. Ils tuent tous les microbes, même ceux qui sont dans ton intestin, c'est pour ça que tu as la diarrhée.

Tant mieux s'ils tuent aussi les microbes de mon intestin.

Pas du tout, il ne faut pas les détruire. Dans ton intestin, il y a beaucoup de microbes. Ils sont tellement nombreux que tu ne pourrais pas les compter. Il y en a des milliards et pas seulement quelques milliards, mais plutôt 100 000 milliards. Ces microbes ne nous rendent pas malades. Ils ont besoin de nous pour vivre et ils nous rendent service au point qu'on a aussi besoin d'eux pour vivre. On a besoin les uns des autres. Cela s'appelle une symbiose, cette façon de vivre ensemble en s'entraidant : les microbes trouvent leur nourriture dans ce qu'on a mangé et nous rendent service.

Cette grande famille de microbes s'appelle le microbiote. C'est un mot assez nouveau. Il y a quelques années, on l'appelait la flore intestinale.

La flore, c'est des fleurs. Les microbes sont des plantes ?

Le mot était peut-être mal choisi parce que les microbes ne sont pas du tout des plantes. Ce sont des êtres vivants microscopiques qui sont à part, ils ne sont ni des animaux ni des plantes.

Chez un adulte, l'ensemble des microbes présents dans son corps pèse environ deux kilos, autant que deux briques de lait. Rien que dans l'intestin, il y en a environ un kilo. Le microbiote est composé de bactéries, de virus, de parasites et de champignons. La plupart de ces microbes ne sont pas pathogènes, c'est-à-dire qu'ils ne donnent pas de maladies. Certains sont inoffensifs dans l'intestin, mais peuvent donner des maladies s'ils réussissent à aller dans un autre endroit de notre corps, la vessie ou l'estomac par exemple. Quelques-uns sont pathogènes, ils peuvent nous rendre malades, mais, quand tout va bien, les bons microbes inoffensifs sont beaucoup plus nombreux et détruisent les mauvais.

La bactérie qui s'appelle Escherichia coli est très utile dans notre intestin, car elle détruit les microbes pathogènes, ceux qui risqueraient de nous rendre malades. Par contre, si elle entre dans notre vessie, c'est elle qui nous rend malades. Elle provoque une infection urinaire qui fait mal et qui nécessite des antibiotiques.

Le microbiote intestinal est le plus important, mais ce n'est pas le seul. Il y en a également un dans la bouche ou sur la peau, par exemple, mais ils n'ont pas la même composition ; on n'y trouve pas les mêmes microbes que dans l'intestin.

Chaque personne a un microbiote différent de celui des autres personnes. Les microbes qui habitent dans ton intestin ne sont pas les mêmes que ceux qui sont dans le mien.
On en a en commun, mais il y en a que tu as et que je n'ai pas et, moi, j'en ai que tu n'as pas. Chaque personne a un mélange différent.

Ils viennent d'où, les microbes qui sont dans l'intestin ? Ils naissent en même temps que nous ?

En quelque sorte, oui, mais ils sont très peu présents dans l'intestin avant la naissance. Le microbiote se forme surtout au moment de la naissance. Lorsqu'il traverse le vagin de sa mère, c'est-à-dire le « couloir » entre l'utérus où il a grandi pendant la grossesse et l'extérieur, le bébé récupère des microbes qui vont lui servir à fabriquer son microbiote.

S'il naît par césarienne, une opération qui consiste à couper le dessus du ventre de la mère pour faire sortir le bébé, il doit fabriquer son microbiote avec les microbes qui se trouvent autour de lui, après sa naissance.

Le microbiote se modifie ensuite pendant quelques années, en fonction de ce que l'enfant mange, des microbes qu'il rencontre dans son environnement ou des médicaments qu'il prend, comme les antibiotiques. Quand un enfant prend souvent des antibiotiques, ils tuent aussi les microbes de son intestin et modifient la composition de son microbiote.

Mais ils font comment pour nous aider, nos bons microbes ?

Quand tu manges, tu mâches la nourriture. Une fois qu'elle est écrasée et mouillée par la salive, tu l'avales. Elle commence alors le long voyage de la digestion. Elle descend jusqu'à l'estomac où elle rencontre un liquide encore plus acide que le citron et que l'on appelle les sucs gastriques.
Ils servent à désintégrer la nourriture, à la faire « fondre » pour qu'elle se transforme en une espèce de soupe.

Ensuite, la « soupe » circule dans l'intestin. Il est très long, il mesure plusieurs mètres et est composé de deux parties, l'intestin grêle et le côlon, que l'on appelle aussi le gros intestin. C'est dans le côlon qu'il y a le plus de microbes. Il débouche vers l'extérieur, au niveau de l'anus. Tu vois ce que c'est ?

Oui, c'est le trou pour faire caca.

C'est ça. Pendant son voyage dans l'intestin, qui dure plusieurs heures, la « soupe » rencontre des microbes qui aident l'intestin à récupérer tout ce qui est bon dans cette soupe : les nutriments, c'est-à-dire ce qui nous nourrit, les vitamines, le fer, l'eau…

Tout cela passe par de minuscules trous et se retrouve dans le sang, pour être distribué partout dans notre corps. Le microbiote sait aussi fabriquer des vitamines que l'on ne trouve pas directement dans l'alimentation.

Le microbiote n'aide pas seulement à digérer. Il travaille aussi avec nos défenses immunitaires, pour nous aider à rester en bonne santé et à nous défendre contre les microbes. Depuis quelques années, les chercheurs font des recherches pour comprendre à quoi sert le microbiote et ils constatent qu'il est vraiment très important.

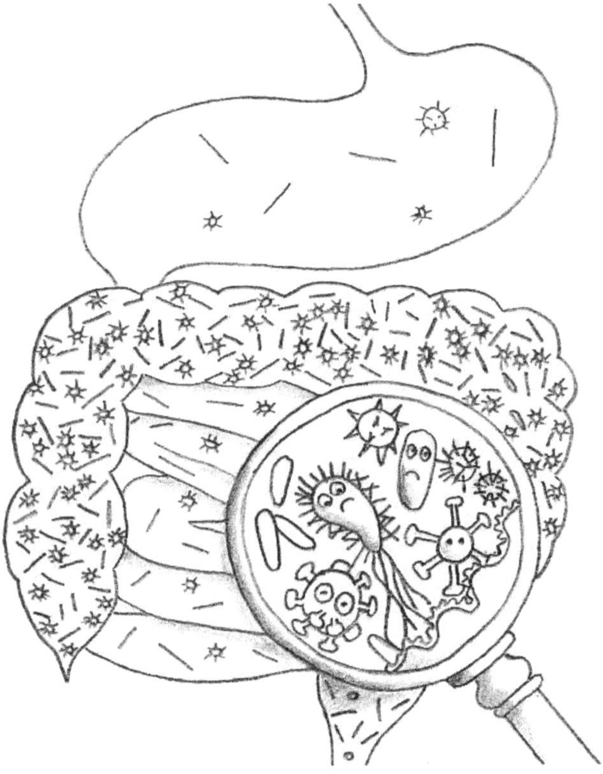

Vous ne trouvez pas qu'on est un peu serrés, là-dedans ?

Si le microbiote est « malade » ou si les antibiotiques ont détruit trop de microbes, il ne fonctionne plus correctement. Il reste pourtant des milliards de bons microbes, mais ils ne sont plus assez nombreux pour combattre les microbes pathogènes. Ces vilains microbes en profitent pour s'installer, rendent malade et fatiguent ton intestin, qui n'arrive plus à faire son travail. La « soupe » arrive donc jusqu'à l'anus sans avoir été débarrassée de tout ce qu'elle devait laisser dans le corps et aussi de son eau. C'est pour ça que le caca est très liquide, il a gardé l'eau et est toujours sous la forme d'une soupe, comme à la sortie de l'estomac. Le travail de digestion n'a pas été fait correctement. Tu as la diarrhée parce que ton intestin n'a pas réussi à bien digérer et à récupérer assez d'eau.

Mais, ne t'inquiète pas, au bout de quelques jours, les microbes qui restent vont se reproduire et tu vas retrouver une bonne digestion. Elle redevient normale quand le microbiote s'est reconstitué, quand il y a assez de bons microbes. Tu peux l'aider à se « réparer » en mangeant des yaourts. Attention, les crèmes desserts ne servent à rien. Il faut manger un vrai yaourt nature avec des ferments. Sur la composition, c'est écrit « ferments lactiques ». Ils servent à faire épaissir le lait pour le transformer en yaourt. Et, les ferments, ce sont des microbes. De bons microbes qui seront très utiles dans ton intestin.

Le microbiote peut être malade ?

Il n'est pas réellement malade, il est déséquilibré, il n'a plus le bon mélange. Il contient trop de microbes pathogènes et pas assez de microbes utiles. Il n'y a plus assez de bons microbes pour détruire ceux qui nous rendent malades ni pour faire le travail qu'ils devraient faire : nous aider à digérer et améliorer nos défenses immunitaires. Lorsque le microbiote est déséquilibré, cela s'appelle une dysbiose. On peut régler le problème et modifier le microbiote pour qu'il retrouve un bon mélange, mais les médecins ne soupçonnent pas toujours qu'il y a un problème, car le malade n'a pas forcément mal au ventre ou la diarrhée.

Une dysbiose peut causer différentes maladies ou de l'obésité, aggraver des allergies et diminuer les défenses immunitaires. En plus, on sait aujourd'hui que la dysbiose peut entraîner des problèmes dans le fonctionnement du cerveau. On pense qu'elle aggrave les symptômes de l'autisme ou certaines maladies du cerveau. On dit que l'intestin est notre « deuxième cerveau » parce qu'il aide notre vrai cerveau à bien fonctionner.

Les chercheurs ont fait des expériences pour vérifier l'importance du microbiote. Ils ont ajouté des mauvais microbes dans l'intestin de souris en bonne santé et ont remarqué que ces souris devenaient plus peureuses. De même, ils ont remarqué qu'il y avait plus de mauvais microbes dans l'intestin des personnes qui sont autistes, dépressives ou qui ont des maladies du cerveau, comme la maladie d'Alzheimer. Ils ont compris aussi qu'un déséquilibre du microbiote pouvait être la cause de l'obésité. Ils ont déposé un peu de microbiote d'une souris obèse dans l'intestin d'une souris maigre et ils ont constaté que cette souris commençait à grossir, en ne mangeant pas plus qu'avant.

Waouh, on peut faire grossir une souris juste en changeant les microbes de son intestin ! Et qu'est-ce qu'on doit faire alors quand le microbiote est déséquilibré ? Il faut manger des yaourts ?

Les yaourts ne suffisent plus quand le microbiote est vraiment déséquilibré.
L'alimentation est importante, surtout les aliments qui fermentent, comme la choucroute, le kéfir, qui est une sorte de lait pétillant, mais ça ne suffit pas à réparer un microbiote. On peut prendre des comprimés de prébiotiques pour aider les bons microbes à se reproduire et à faire leur travail. On en trouve aussi dans les fruits et les légumes, mais en moins grande quantité que dans les comprimés vendus en pharmacie. Ceci dit, si tu manges souvent des fruits et des légumes, ton microbiote sera en meilleur état.

Si ça ne suffit pas à augmenter la quantité de bons microbes, on peut aussi prendre des comprimés de probiotiques. Ce sont carrément des microbes, comme on en trouve dans les yaourts, mais beaucoup plus nombreux.

Lorsque le microbiote est de très mauvaise qualité et qu'il contient des microbes dangereux, cela peut déclencher la maladie de Crohn ou la rectocolite hémorragique, des maladies qui donnent très mal au ventre et souvent la diarrhée.

On peut essayer de tuer les microbes pathogènes avec des antibiotiques qui ne détruisent pas les microbes utiles. Malheureusement, ce n'est pas toujours possible alors les médecins ont eu l'idée de changer le microbiote des malades : ils leur donnent beaucoup d'antibiotiques pour tuer tous les microbes de leur intestin puis ils mettent, à la place, un peu de microbiote qui vient d'une autre personne. Cela s'appelle une greffe de microbiote. En fait, c'est un peu dégoutant, mais souvent très efficace : ils prennent du caca dans l'intestin d'une personne en bonne santé, récupèrent les bons microbes et les déposent dans l'intestin du malade.

Beurk ! Et ça marche ?

Ça peut être très efficace, mais un peu risqué quand même. Ça ne fait pas très longtemps que les médecins savent faire ça. Ce n'est pas encore très au point, mais je pense que c'est la médecine de l'avenir.

Le diabète

On m'a dit que j'ai un diabète de type 1. Ça veut dire qu'il y en a d'autres ?

Il y a aussi le diabète de type 2, qui touche surtout les adultes qui se nourrissent mal, alors que le diabète de type 1 apparaît plutôt pendant l'enfance et n'a rien à voir avec l'alimentation.

Et ce n'est pas pareil ?

Les deux ont les mêmes conséquences, ils perturbent le stockage du sucre, mais pour des raisons différentes.

Ton corps doit faire des réserves de sucre en le stockant dans certaines cellules. Le sucre est stocké tout d'abord dans les cellules des muscles, pour pouvoir être utilisé rapidement quand on en a besoin. Il est stocké aussi dans le foie et dans les cellules adipeuses. Ce qu'on appelle les cellules adipeuses, c'est la graisse qui se forme sur notre corps quand on grossit. Si on mange trop et qu'on ne bouge pas assez, on grossit, on stocke du sucre sous forme de graisse. C'est une réserve que l'on utilise quand il n'y a plus de sucre stocké ailleurs. C'est la réserve que l'on utilise en dernier, c'est pour ça que c'est difficile de maigrir.

Faire des réserves de sucre sert à deux choses : ne pas avoir trop de sucre dans ton sang quand tu viens d'en consommer et trouver du sucre quand tu en manques, c'est-à-dire quand tu n'as pas mangé depuis plusieurs heures. Si tu as trop de sucre dans le sang, tu risques de faire un malaise, de tomber dans les pommes et même dans le coma. Si tu manques de sucre, tu as la tête qui tourne, tu n'as plus de force et tu risques aussi de faire un malaise. C'est très important de stocker le sucre. Ce stockage, cette mise en réserve, est possible grâce à une hormone appelée insuline. Elle est fabriquée dans le pancréas, un petit organe qui se trouve au milieu de ton ventre, sous l'estomac.

Le pancréas, c'est un peu comme une usine dans laquelle des « machines » produisent l'insuline. Ces machines s'appellent les îlots de Langerhans.

Dans le diabète de type 1, le pancréas ne fonctionne presque plus. Il ne fabrique plus d'insuline ou trop peu, parce que le système immunitaire a détruit les îlots de Langerhans, les machines qui fabriquent l'insuline.

Mais qu'est-ce qu'il lui a pris ?

Ton système immunitaire s'est trompé. Il a cru que les îlots de Langerhans étaient dangereux et il a voulu te protéger en les attaquant. C'est une maladie auto-immune, c'est-à-dire une maladie qui est causée par une réaction anormale du système immunitaire : il détruit des cellules du corps en croyant qu'elles sont dangereuses. Les médecins ont remarqué que le diabète de type 1 apparaît parfois après que l'enfant a attrapé certains virus. C'est comme si les virus avaient « énervé » le système immunitaire. Ensuite, comme il est énervé, il fait n'importe quoi.

Ah oui, moi, c'est pareil. Quand je suis trop énervé, je ne fais pas attention, je fais n'importe quoi et, des fois, je casse des choses sans faire exprès.

Oui, le système immunitaire fonctionne aussi un peu comme ça. Parfois, il est énervé ou fatigué et fonctionne moins bien. Le tien a attaqué tes îlots de Langerhans, un jour où il n'était pas au mieux de sa forme. Au début, tu n'étais pas malade parce qu'il t'en restait assez pour fabriquer de l'insuline en quantité suffisante. Mais à force de les attaquer, ton système immunitaire a fini par les faire disparaître presque tous et tu as commencé à manquer d'insuline et à te sentir malade.

Oui, je me rappelle, j'étais très fatigué, j'avais toujours soif alors que je buvais tout le temps, j'avais maigri et, un jour, j'ai eu très mal au ventre. Le médecin m'a fait faire une prise de sang et a dit que j'étais diabétique. J'ai dû aller plusieurs jours à l'hôpital et, maintenant, j'ai tout le temps des piqûres d'insuline.

Dans ton sang, ils ont vu qu'il y avait trop de sucre. Ça voulait dire que ton corps n'arrivait plus à stocker le sucre en trop. Tu as été hospitalisé parce qu'il faut plusieurs jours pour faire d'autres analyses, savoir si ton diabète était de type 1 ou 2 et commencer le traitement.

Ce n'est pas facile de trouver quelle dose d'insuline il faut te donner pour que tu fasses correctement le stockage du sucre. Ça demande plusieurs jours. Tu n'as pu sortir de l'hôpital qu'une fois que ce bon dosage était trouvé.

Le bon dosage, je dois aussi le calculer à chaque fois en piquant le bout de mon doigt pour récupérer une goutte de sang. Je la mets dans un petit appareil, il dit combien j'ai de sucre dans mon sang et je sais combien il me faut d'insuline.

Oui, parce que la quantité de sucre dans ton sang change sans arrêt. Le sucre s'appelle aussi glucose et la quantité de sucre dans le sang, glycémie. La glycémie varie tout au long de la journée et augmente quand tu manges des aliments sucrés.

Tu dois mesurer ta glycémie avant de te piquer pour prendre une dose d'insuline plus ou moins importante en fonction de ton taux de sucre dans le sang. Plus tu as de sucre dans le sang et plus tu as besoin d'insuline. Ton diabète s'appelle aussi diabète insulinodépendant. Ça veut dire qu'il y a un problème avec la quantité d'insuline que ton pancréas fabrique. Tu manques d'insuline et tu es obligé d'en prendre tous les jours par piqûres. Ce n'est malheureusement pas possible de la prendre sous forme de médicaments. Par contre, certains malades ont une petite réserve qu'ils transportent toujours avec eux et qui leur envoie la bonne dose d'insuline par un petit tube et une aiguille. Cela s'appelle une pompe à insuline. Ça évite d'avoir à se piquer tous les jours.

Et le diabète de type 2, ce n'est pas la même chose ?

C'est aussi un diabète. Le stockage du sucre ne se fait pas bien, mais le malade ne manque pas forcément d'insuline. Il doit prendre des médicaments ou seulement suivre un régime.

Le rôle de l'insuline, c'est un peu comme celui d'une clé. Elle sert à « ouvrir la porte » des cellules pour y faire entrer le sucre. Dans le diabète de type 1, il n'y a plus assez d'insuline, plus assez de clés pour ouvrir les portes des cellules.
Dans le diabète de type 2, il y a de l'insuline, mais elle n'arrive plus à ouvrir les portes. On dit qu'il y a une résistance à l'insuline. C'est comme si on avait les clés, mais que les serrures étaient rouillées et ne fonctionnaient plus bien. On a assez de clés, mais les portes ne s'ouvrent plus.

Ce diabète s'appelle aussi diabète gras parce qu'il concerne essentiellement les gens qui sont trop gros, qui ne font pas assez de sport et surtout qui consomment trop de sucre, de graisse, de gâteaux et de boissons sucrées. À cause de l'obésité, les cellules qui servent à stocker le sucre n'arrivent plus à utiliser correctement l'insuline pour ouvrir les portes. Le stockage de sucre ne se fait pas bien.

Voyant que les portes ne s'ouvrent pas, le pancréas « pense » que c'est parce qu'il n'y a pas assez de clés, alors il se met à fabriquer de plus en plus d'insuline et se fatigue beaucoup. Au bout d'un moment, s'il est trop épuisé, il arrête de travailler. Le diabète de type 2 devient alors insulinodépendant, comme celui de type 1.

Tu vois, ces deux diabètes n'ont pas les mêmes causes. Dans le diabète de type 1, il n'y a plus assez d'insuline ou plus du tout parce que le système immunitaire a détruit ce qui permettait de la fabriquer. Dans le diabète de type 2, le stockage du sucre ne peut plus se faire parce que les « serrures » ne fonctionnent plus à cause d'une mauvaise alimentation et de l'obésité. Dans ce cas, la première chose à faire est donc de changer d'alimentation et de perdre du poids. Parfois, ça suffit pour retrouver la santé. Si cela ne suffit pas, le malade doit prendre des médicaments qui aident les « portes » des cellules de stockage à s'ouvrir. Et quand le pancréas s'est trop fatigué et qu'il ne fonctionne plus, le malade doit prendre, comme toi, de l'insuline.

Le diabète de type 1 touche surtout les enfants et les jeunes alors que le diabète de type 2 concerne plutôt les adultes. En grandissant, les enfants qui ont le type 1 ne passeront pas au type 2, ils auront toujours un diabète de type 1, car les causes de ces deux maladies sont différentes.

Sur dix malades diabétiques, neuf ont un type 2 et un seul le type 1. Ton type de diabète est donc le plus rare.

Il existe une forme particulière de diabète de type 2, le diabète gestationnel, c'est-à-dire lié à une grossesse. Certaines femmes enceintes ont un diabète qui apparaît vers le milieu de la grossesse et qui disparaît tout seul quand leur enfant est né.

C'est vraiment casse-pieds comme maladie.

Effectivement, elle complique beaucoup la vie des malades, surtout au début. Ensuite, ils s'habituent à vivre avec cette maladie. Mais ils doivent faire très attention : ils doivent éviter de manger trop de sucre, se soigner correctement et faire du sport, sinon leur corps sera très fatigué par le diabète et ils auront du mal à rester en bonne santé. Le diabète use beaucoup le corps et les malades qui commencent à être âgées ont souvent des problèmes de santé, aux yeux par exemple.

On ne peut pas guérir ?

Aujourd'hui, on ne sait pas encore guérir le diabète de type 1, à moins de réaliser une greffe de pancréas, mais c'est compliqué et dangereux. Peut-être qu'un jour, on pourra réparer le pancréas. Des chercheurs essayent de trouver des façons de guérir le diabète. Peut-être trouveront-ils aussi un vaccin pour que les enfants arrêtent de devenir diabétiques.

Le cancer

Ma mamie a un cancer, il paraît que c'est grave.

Le cancer est une maladie qui fait peur. Oui, elle est grave et parfois mortelle, mais beaucoup de gens en guérissent.

Qu'est-ce qui donne le cancer ?

C'est assez difficile de répondre à cette question. Certains cancers se développent après une infection. Quelques microbes ont été identifiés comme étant capables de donner un cancer, mais, la plupart du temps, aucun microbe n'est responsable. C'est comme si le corps tombait malade « tout seul ».

Tu sais, dans notre corps, tout se renouvelle. Sans cesse, les cellules qui sont trop vieilles meurent et de nouvelles apparaissent. Selon l'endroit où elles se trouvent, les cellules du corps humain peuvent vivre quelques jours ou quelques mois. Le corps remplace les cellules trop vieilles ou celles qui sont abîmées. Par exemple, quand tu te blesses et que tu saignes, la partie de la peau qui est abimée se répare. Quelques jours plus tard, la plaie a disparu et une peau neuve est venue remplacer la peau blessée.

Ton corps fabrique de nouvelles cellules en permanence et, pour que tout se passe bien, il y a des sortes de contrôleurs qui vérifient que les cellules qui « naissent » n'ont pas de problème. Quand ils repèrent des cellules qui ont une anomalie, un défaut, les contrôleurs les réparent si c'est possible ou les poussent à s'autodétruire. Mais, parfois, ces contrôleurs sont « fatigués » et laissent « passer » des cellules cancéreuses, c'est-à-dire des cellules qui ont un problème. Elles peuvent se reproduire tranquillement et la personne tombe malade : elle a un cancer.

Mais pourquoi sont-ils fatigués ?

Plusieurs choses peuvent les fatiguer, l'âge par exemple. Les personnes âgées ont plus de cancers que les enfants parce qu'en vieillissant, le corps est moins résistant et le système immunitaire moins performant.

Il y a des causes génétiques. Certaines personnes sont nées avec un corps qui est moins doué pour éviter le cancer. Elles ont des contrôleurs qui font moins bien leur travail.

Il y a aussi l'effet de la pollution : nous sommes exposés sans cesse à des produits toxiques, tout d'abord dans l'air que l'on respire. Ils proviennent des gaz d'échappement des voitures, de la fumée des cigarettes, des cheminées des maisons, des produits qui sont répandus sur les champs par les agriculteurs, de certains produits comme l'amiante, qui est maintenant interdit... Il y a des produits toxiques dans ce que l'on mange, si on ne fait pas attention et qu'on achète n'importe quoi sans regarder les ingrédients : par exemple, il y a du nitrite de sodium dans le jambon et les charcuteries. C'est un conservateur cancérigène. Il y a des produits toxiques qui sont fabriqués à partir du pétrole, dans les médicaments ou les gels douche, les shampoings, les dentifrices... Tout cela peut augmenter les risques d'avoir un cancer. Il faut faire attention à ce que l'on consomme.

C'est pour ça qu'il faut manger bio ?

Oui, c'est pour ça que de plus en plus de gens veulent manger bio, pour consommer le moins possible de produits toxiques. Mais il faut aussi privilégier les cosmétiques bio, c'est-à-dire tout ce qui sert à se laver, parce que les produits toxiques traversent très facilement la peau. Ce n'est pas parce qu'on ne les mange pas qu'ils ne peuvent pas nous donner un cancer.

Et surtout, il ne faut pas fumer. Le tabac est la première cause de cancer en France. Il provoque différents types de cancers, comme celui du poumon, dont on parle beaucoup, mais aussi d'autres, comme ceux de la gorge, de la langue, de l'estomac, de la vessie. Les personnes qui n'ont jamais fumé ont très rarement ces cancers. Ceux qui les ont ne les auraient certainement pas eus s'ils n'avaient pas fumé. Ce sont des cancers qui sont faciles à éviter : il suffit de ne jamais fumer.

Mais c'est quoi, exactement, le cancer ?

Quand les contrôleurs ne font pas correctement leur travail, ils ne voient pas qu'il y a une cellule anormale. Au début, il n'y en a qu'une, mais elle va se reproduire et, ensuite, il y en aura énormément. Pour se reproduire, une cellule se divise en deux et les deux nouvelles cellules se diviseront elles aussi en deux et ainsi de suite. Toutes les cellules qui sont produites à partir de cette cellule anormale seront donc, elles aussi, anormales. On les appelle des « cellules cancéreuses ».

Le gros problème, c'est que les cellules cancéreuses sont immortelles. Si les médecins ne les détruisent pas avec des médicaments ou d'autres traitements, elles ne meurent pas, contrairement aux autres cellules. Elles prennent alors de plus en plus de place et empêchent les cellules normales de faire leur travail. Le corps ne fonctionne plus correctement et le malade peut mourir.

Il y a plusieurs formes de cancers. Quand les cellules se regroupent, elles forment une sorte de boule que l'on appelle tumeur maligne. Il existe aussi des tumeurs bénignes qui ne sont pas dangereuses et qui ne sont pas des cancers. C'est le cas, par exemple, des verrues qui sont causées par un virus et des grains de beauté. Ce sont des tumeurs bénignes qui ne sont pas cancéreuses, mais il faut les surveiller parce qu'elles peuvent devenir cancéreuses. Si un grain de beauté devient gros et déformé, il peut se transformer en cancer de la peau.

Il y a aussi des cancers qui ne prennent pas la forme d'une boule. C'est le cas de la leucémie qui est un cancer du sang. Les cellules cancéreuses ne sont pas regroupées et il n'y a pas de tumeur.

Enfin, il y a les métastases. Ce sont des cellules qui s'échappent d'une tumeur, qui voyagent dans le sang et qui développent un cancer dans un autre endroit du corps. Le malade n'a plus un seul cancer, mais plusieurs et c'est plus compliqué à soigner. C'est souvent pour cela qu'une personne qui n'a jamais fumé peut avoir un cancer du poumon. Au départ, son cancer n'était pas un cancer du poumon. Ce sont les métastases qui ont apporté, dans les poumons, les cellules d'un premier cancer qui avait commencé ailleurs. J'ai connu un petit garçon qui a eu un cancer dans l'os du bras et, deux ans plus tard, il a eu un cancer du poumon parce que des métastases sont allées installer un autre cancer dans ses poumons.

Mamie a un cancer du sein. Qu'est-ce qu'il y a d'autre comme cancers ?

Un cancer, c'est un tas de cellules anormales. Comme il y a des cellules partout dans notre corps, on peut avoir un cancer n'importe où, dans le sein, l'estomac, la peau, le poumon, le sang, les os, le cerveau... Enfin, presque partout. Je n'ai jamais entendu parler de cancer des cheveux.

Il faut faire comment pour soigner le cancer ?

Il y a plusieurs façons de le soigner. Le médecin qui s'occupe des cancers s'appelle oncologue, mais on peut aussi l'appeler cancérologue. C'est lui qui décide comment soigner le cancer. Si la tumeur est bien placée, on peut l'enlever.

Ils ouvrent son corps et ils découpent la tumeur ?

Oui, c'est ça. Il faut endormir le malade et réaliser une opération chirurgicale. Ensuite, le malade doit encore prendre un traitement pour être sûr que toutes ses cellules cancéreuses sont détruites.

Parfois, la tumeur est mal placée. Les chirurgiens ne veulent pas l'opérer, car ils risqueraient d'abîmer un organe en essayant de l'enlever. C'est souvent le cas pour certaines tumeurs du cerveau, qu'il n'est pas possible de retirer sans faire de gros dégâts. Lorsque c'est possible, les chirurgiens enlèvent la tumeur, mais pour être sûrs de ne pas détruire une zone importante du cerveau, ils réveillent parfois le malade pendant l'opération pour lui poser des questions, le faire lire ou compter. Cela sert à vérifier qu'ils n'ont pas abîmé la partie du cerveau qui sert à parler, lire, compter ou faire autre chose.

Lorsqu'on ne peut pas retirer une tumeur, il faut la détruire autrement, avec la chimio et la radiothérapie. La chimio, c'est, de son vrai nom, la chimiothérapie. Le malade reçoit des médicaments très puissants, le plus souvent par perfusion, pour tuer les cellules cancéreuses. Comme ce sont de véritables poisons, ces médicaments rendent le malade encore plus malade ; il est épuisé, il vomit et il perd ses cheveux.

Ah oui, Mamie porte une perruque parce que tous ses cheveux sont tombés.

Ne t'inquiète pas, ils repousseront quand elle arrêtera la chimio. Elle aura des cheveux tous neufs, mais si elle avait des cheveux blancs avant d'être malade, ses nouveaux cheveux seront peut-être blancs quand même.

La chimio, ça dure des mois. Le malade reçoit ces médicaments très puissants pendant un ou plusieurs jours puis il fait une pause et recommence un peu plus tard. Pendant six mois ou plus, il reçoit plusieurs fois ces traitements.

À la place de la chimio ou après la fin du traitement, parfois même avant l'opération, le malade peut avoir de la radiothérapie. On envoie des rayons X vers l'organe malade pour faire rétrécir la tumeur, la détruire ou empêcher qu'elle revienne.

Pour la faire griller ?

Oui, si tu veux. Le problème, comme tu l'as deviné, c'est qu'après plusieurs séances, le malade peut ressentir des douleurs brûlantes à l'endroit où sa peau a reçu les rayons.

Quand les médecins pensent que la personne est guérie, ils lui conseillent parfois de continuer quand même la chimio pendant quelques mois pour éviter que le cancer ne revienne, mais c'est une chimio moins pénible. Elle se prend plutôt sous forme de comprimés et, en général, elle ne rend pas malade et n'empêche pas les cheveux de repousser.

Certains cancers peuvent se soigner avec une greffe, comme les cancers du sang. La leucémie est le plus connu de ces cancers. C'est un cancer de la moelle osseuse, un liquide épais qui se trouve dans les os et qui sert à fabriquer les cellules du sang.

Ah oui, j'ai déjà vu de la moelle dans les os que Maman met dans son pot-au-feu. C'est tout gluant.

Oui, c'est ça. La moelle osseuse fabrique les cellules du sang : les globules blancs qui servent à nous défendre contre les microbes, les globules rouges qui transportent l'oxygène partout dans notre corps et les plaquettes qui servent de « colle » pour faire un bouchon et arrêter le sang de couler quand on se blesse.

Un malade qui a une leucémie a des globules blancs anormaux qui se reproduisent et prennent toute la place. Il manque de globules rouges, de plaquettes et de globules blancs normaux. Il est très malade, très fatigué et ne peut plus se défendre contre les microbes.
Lorsque la chimio ne suffit pas à soigner une leucémie ou un autre cancer du sang, le malade peut recevoir une greffe de moelle d'une personne en bonne santé qui accepte d'aller à l'hôpital pour donner un peu de sa moelle osseuse. Elle est prélevée, avec une grande aiguille, dans l'os du bassin, le grand os plat qui se trouve au-dessus des fesses. C'est dans cet os que l'on trouve le plus de moelle.

Oh ! Elle doit faire mal, la grande aiguille !

Non, parce que la personne qui donne sa moelle est anesthésiée. Elle est endormie, comme pour une opération. Ensuite, son corps fabrique de la nouvelle moelle pour remplacer la petite partie qui a été prélevée. C'est plus compliqué pour le malade. Il faut « nettoyer » au maximum son sang pour détruire les cellules cancéreuses, avec beaucoup de chimio et parfois des rayons. Ensuite, la moelle du donneur est injectée dans ses veines à l'aide d'une perfusion. Elle va s'installer dans ses os et, au bout de quelques semaines, elle commencera à travailler pour fabriquer des cellules sanguines. En attendant, le malade est très fragile, il ne peut pas se défendre contre les microbes et il doit rester à l'hôpital.

Et ensuite, il est guéri ?

Si tout va bien, oui, le malade qui a reçu une greffe de moelle guérit. C'est un moyen efficace de soigner les cancers du sang, mais ce n'est pas possible de soigner tout le monde comme ça, parce qu'il n'y a pas beaucoup de donneurs de moelle et il faut trouver une moelle qui ressemble beaucoup à celle du malade. La moelle du donneur doit être compatible avec celle du malade, sinon, la greffe ne se passerait pas bien, elle ne servirait à rien et le malade risquerait de mourir.
Des chercheurs étudient les cancers et essayent de trouver d'autres méthodes pour les soigner. Les traitements sont de plus en plus efficaces. Peut-être qu'un jour, le cancer ne fera plus peur et se soignera très bien, mais, en attendant, il vaut mieux éviter tout ce qui peut augmenter les risques d'en avoir un et surtout ne pas fumer. Et tu sais quoi ? Les vétérinaires ont remarqué que les chiens et les chats dont les maîtres fument dans la maison ont aussi des cancers du poumon. C'est ce qu'on appelle le tabagisme passif, quand une personne qui ne fume pas tombe malade parce qu'elle a respiré la fumée de cigarette des autres. Le tabagisme passif peut rendre malades les humains, mais aussi les animaux. C'est important d'éviter toutes les formes de pollution et tout ce qui est toxique.

C'est pour ça qu'ils disent qu'il faut arrêter de prendre la voiture ? Parce que la pollution, ça nous rend malades ?

Oui, bien sûr. La pollution de l'air tue presque neuf millions de personnes par an dans le Monde, surtout en Asie. Pour te donner une idée de ce que ça représente, il y a environ 67 millions d'habitants en France. Ça veut dire qu'en sept ans et demi, la pollution de l'air tue la population de la France, au niveau mondial. La pollution ne donne pas que des cancers, mais aussi d'autres maladies qui touchent les poumons.

Il faut aussi éviter de trop polluer l'air parce que ça dérègle le climat. L'air et l'eau des océans sont de plus en plus chauds et pollués. Les animaux marins et les plantes meurent. Il y a de plus en plus d'incendies de forêts, d'ouragans, de tempêtes, d'inondations... Tout cela est catastrophique et si l'on ne fait rien, notre planète va devenir invivable. C'est pour ça que l'on parle tant du réchauffement climatique et de la nécessité de trouver des moyens pour moins polluer.

Est-ce qu'on peut faire autre chose pour ne pas attraper un cancer ?

Oui, on peut faire quelque chose pour l'éviter. Il y a de plus en plus de personnes qui ont un cancer, cela prouve que ce sont nos modes de vie modernes qui augmentent les risques de développer cette maladie : la pollution, la nourriture et la sédentarité, c'est-à-dire le fait de ne plus bouger assez.

Ce qui est important, c'est de manger équilibré, un peu de tout, en évitant les aliments gras, sucrés ou transformés, tu sais, les plats tout faits. Il faut aussi limiter les viandes rouges et, surtout, manger beaucoup de fruits et de légumes parce qu'ils contiennent des antioxydants. Ce sont des éléments de la nourriture, comme certaines vitamines, qui nous protègent du cancer.

Manger correctement et en quantité raisonnable permet aussi de ne pas devenir trop gros ou obèse. Le surpoids augmente aussi beaucoup le risque de développer un cancer ou d'autres maladies. Pour éviter de grossir, il est conseillé de faire du sport. Ça tombe bien, parce que le sport protège aussi du cancer. Quand on ne bouge pas assez, quand on est sédentaire, cela augmente le risque d'avoir un cancer.

On peut donc modifier notre mode de vie pour réduire les risques. Mais, tu sais, le cancer est une très vieille maladie. Les historiens ont trouvé des traces de tumeurs sur des momies. D'ailleurs, c'est Hippocrate, un médecin grec qui vivait il y a presque 2500 ans, qui a appelé cette maladie cancer, car ce mot signifie crabe en latin et que la forme du cancer du sein ressemblait, d'après lui, à un crabe.

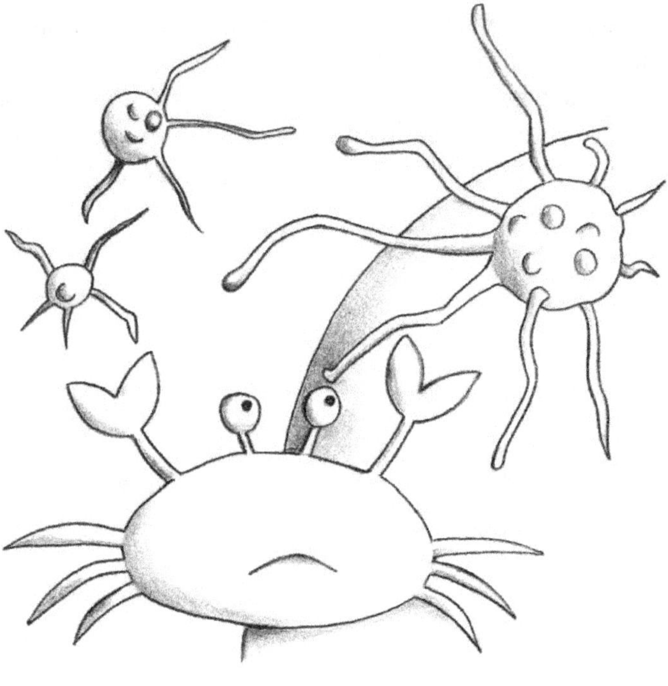

Vous trouvez vraiment que je ressemble à ça ?!!!

Tout le monde sait que fumer augmente énormément le risque d'avoir un cancer. Par contre, ce que l'on sait moins, c'est que c'est un peu pareil avec l'alcool. Les personnes qui en boivent trop ont beaucoup plus de risques d'avoir cette maladie.

Tu as entendu parler de la nécessité de mettre de la crème solaire et de ne pas rester trop longtemps au soleil, surtout aux heures les plus chaudes de la journée, entre midi et 16 h. Par contre, il ne faut pas éviter complètement le soleil, car ton corps en a besoin, à petites doses, pour fabriquer la vitamine D. Non seulement cette vitamine est très importante pour que tes os soient solides, mais, en plus, elle protège contre le cancer. C'est uniquement la peau qui peut la fabriquer et, pour cela, elle a besoin du soleil. Il faut donc que tu t'exposes quelques minutes chaque jour et sans crème solaire, sinon, ça ne marche pas. Le soleil peut être un ami si on n'en abuse pas, mais, si on exagère et qu'on reste trop longtemps au soleil sans crème solaire, on attrape des coups de soleil et, plus tard, on risque d'avoir un cancer de la peau.

Comme je te le disais, certaines infections peuvent déclencher un cancer, mais pas à chaque fois. La plupart des personnes qui attrapent ces virus n'auront pas de cancer. On sait que le virus de l'hépatite B ou celui du papillomavirus peuvent conduire à développer un cancer. Il existe des vaccins contre ces maladies, mais ils ne sont pas obligatoires parce que certaines personnes pensent qu'ils peuvent être dangereux.

Quand on est adulte, pour se protéger du cancer, il est conseillé de consulter régulièrement son médecin et de faire des examens pour voir si tout va bien. Au début, un cancer ne se voit pas, ne se sent pas et ne rend pas malade. C'est souvent lors d'un contrôle qu'une tumeur est découverte. C'est donc important de faire ces contrôles parce que plus un cancer est découvert tôt, plus il est facile à soigner.

Les maladies génétiques

Mon voisin a la mucoviscidose. C'est quoi, cette maladie ? Maman dit que c'est grave.

Oui, c'est une maladie grave. En France, elle s'appelle mucoviscidose. Dans d'autres pays, comme le Canada, ils l'appellent fibrose kystique. Le mot mucoviscidose est fabriqué à partir des mots mucus et visqueux. Tout le monde a du mucus dans son corps, c'est une sorte de liquide gluant. Chez les malades de la mucoviscidose, le mucus est visqueux. Ça veut dire qu'il est épais, qu'il ne coule pas assez et qu'il est collant.

C'est ce qui sort du nez quand on se mouche.

Voilà, c'est ça, sauf qu'on parle plutôt de mucosités dans ce cas, mais c'est un peu la même chose.

Ça sert à quoi, le mucus ?

Il sert à protéger l'endroit où il se trouve, à piéger les microbes par exemple. Chez les personnes en bonne santé, il y a une protéine qui s'occupe de rendre ce mucus assez liquide. Chez les malades qui ont la mucoviscidose, le gène qui commande de fabriquer cette protéine a un problème. Le corps ne fabrique pas assez de cette protéine alors les malades n'en ont pas assez. Leur mucus est visqueux, trop collant, dans plusieurs organes, comme l'estomac ou les poumons. Ces organes ne fonctionnent pas correctement, car ils sont encombrés par trop de mucus épais et collant. Les malades ne digèrent pas bien, ils ont mal au ventre et, surtout, ils ont du mal à respirer et ils toussent.

C'est vrai, je l'entends beaucoup tousser. Maman m'a dit que, pour moins tousser, il devait aller voir le kiné. Je croyais que les kinés, c'était pour masser les gens qui ont mal.

Les kinésithérapeutes travaillent surtout avec les gens qui ont mal, après un accident, une opération ou parce que leur corps est vieux et usé. Ils travaillent beaucoup avec les personnes âgées qui ont des douleurs. Mais ils « massent » aussi les poumons des malades de la mucoviscidose ou des enfants qui ont une bronchiolite. Quand je dis qu'ils massent les poumons, ce n'est pas tout à fait vrai. Ils appuient très fort sur la poitrine du malade afin de « décoller » le mucus trop épais qui encombre ses poumons et l'aider à le cracher, pour qu'il puisse ensuite mieux respirer. Les malades de la mucoviscidose doivent faire plusieurs séances de kiné respiratoire par semaine.

Ils prennent aussi des médicaments pour rendre leur mucus plus liquide et, souvent, ils doivent aussi prendre des antibiotiques pour détruire les bactéries qui s'installent dans leurs poumons. C'est très facile, pour les bactéries, de s'installer dans les poumons d'une personne qui a la mucoviscidose. Le mucus visqueux les aide à s'accrocher et c'est parfois très difficile de les détruire, même avec des antibiotiques.

Les malades qui n'arrivent pas à se débarrasser des bactéries sont souvent obligés de rester à l'hôpital et d'utiliser une machine qui leur envoie de l'oxygène pour les aider à respirer.

Ces bactéries les rendent encore plus malades et peuvent les empêcher d'être greffés. Tu as déjà entendu parler des greffes d'organes ?

Oui, quand quelqu'un meurt, on prend son cœur pour le donner à un malade qui a besoin d'un nouveau cœur parce que le sien ne marche plus. Mais, parfois, le malade meurt parce que les médecins n'ont pas assez de cœurs à donner à tous ceux qui en ont besoin.

Eh bien oui, c'est ça, mais il n'y a pas que le cœur que l'on peut greffer. Chez les malades de la mucoviscidose, par exemple, on peut greffer des poumons quand les leurs sont vraiment trop usés par la maladie et qu'ils ont beaucoup de mal à respirer. Et, ensuite, ils peuvent respirer normalement. Mais s'ils ont une infection qui ne s'arrête pas, s'ils ont tout le temps des microbes dans leurs poumons, les médecins hésitent à les greffer. À cause de ces microbes qui s'accrochent très fort dans leurs poumons, certains n'ont pas la possibilité d'être greffés.

Ce n'est pas marrant, comme maladie. Il a attrapé ça comment, mon voisin ?

Il ne l'a pas attrapée, il l'avait déjà à la naissance. C'est une maladie génétique. Ton voisin est né avec cette maladie, elle était « écrite » dans les cellules que ses parents ont utilisées pour faire un bébé. Les gênes, ce sont les informations qui sont « écrites » dans les cellules et qui servent à dire si le bébé sera une fille ou un garçon, quelle couleur auront ses yeux, sa peau, ses cheveux... Les gènes sont contenus dans les chromosomes, qui sont dans nos cellules. Les chromosomes ont souvent une forme de X. À l'intérieur, il y a l'ADN. C'est un long filament frisé sur lequel sont inscrites les informations.

Mais oui, j'ai déjà entendu parler de l'ADN. J'ai même lu un truc incroyable : des chercheurs ont réussi à enregistrer un film sur de l'ADN.

Tu as raison, c'est incroyable. L'ADN, tu vois, c'est un peu comme une clé USB où sont stockées toutes les informations sur nous. Il y a environ 25 000 gènes chez les humains. Les gènes codent énormément d'informations pour « dire » à chaque cellule de notre corps quel travail elle doit faire. Parfois, il y a des gènes qui ont un problème et qui « transportent » une maladie. Ils ne donnent pas les bons ordres à certains organes ou cellules de notre corps.

Dans le cas de la mucoviscidose, l'enfant est malade parce que ses deux parents lui ont donné chacun un gène qui contient la maladie. Si un seul parent donne un gène porteur de la mucoviscidose et que l'autre parent donne un gène normal, le bébé n'est pas malade, mais il a quand même un gène anormal qui « contient » la mucoviscidose, dans ses cellules.

Par exemple, la mère a des gènes porteurs de la mucoviscidose et le père aussi. S'ils n'ont pas la mucoviscidose, ils ont des gènes « malades », mais aussi des gènes normaux. Quand ils font un bébé, ils peuvent lui donner un mauvais gène, qui porte la mucoviscidose ou un

gène normal. S'ils donnent tous les deux un gène qui porte la mucoviscidose, leur enfant sera malade. S'il n'y en a qu'un qui donne le mauvais gène, leur enfant aura un mauvais gène, qu'il pourra transmettre à ses futurs enfants, mais il ne sera pas malade.
Si les deux parents donnent un gène normal, leur enfant n'aura aucun problème, il n'aura que des gènes normaux.

Alors mon voisin n'a pas eu de chance, ses deux parents lui ont donné leur mauvais gène.

Oui, il n'a pas eu de chance. Ses parents n'y sont pour rien. Peut-être qu'ils ne savaient même pas qu'ils avaient des gènes porteurs de la mucoviscidose. La plupart du temps, les parents découvrent qu'ils ont ces mauvais gènes quand ils apprennent que leur enfant a la mucoviscidose. Ils ne peuvent pas le savoir avant, sauf si un des deux parents a la mucoviscidose. Dans ce cas, il sait qu'il peut avoir un enfant malade parce qu'il n'a que des gènes porteurs de la maladie.

Quand ils savent qu'il y a un risque que leur enfant soit malade, les futurs parents peuvent demander aux médecins de les aider à avoir un bébé fabriqué avec les bons gènes. Comme je te l'ai dit, chaque parent peut donner un bon gène ou un mauvais. Si le futur bébé n'a qu'un seul mauvais gène ou aucun mauvais gène, il ne sera pas malade. Pour pouvoir choisir les bons gènes, il faut faire une fécondation in vitro, c'est-à-dire en dehors du corps de la mère : les médecins prennent un ovule de la future mère et des spermatozoïdes du futur père et les font se rencontrer dans une boîte. Lorsqu'un spermatozoïde entre dans l'ovule, c'est la fécondation. Ensuite, la nouvelle cellule formée par l'ovule et le spermatozoïde se divise en deux puis encore en deux, de nombreuses fois. Cela fait un tas de cellules qui s'appelle un embryon, c'est le futur bébé.

Les médecins font un test génétique pour voir si l'embryon a des gènes porteurs de la mucoviscidose. Si l'embryon n'a pas de problème, ils le mettent dans l'utérus de la femme. Comme ça, les parents peuvent avoir un enfant qui n'est pas malade.
Pourquoi ils ne font pas les tests pour tout le monde ? Comme ça, il n'y aurait plus d'enfants qui ont la mucoviscidose.

Ce serait trop compliqué et ça coûterait très cher. Par contre, deux ou trois jours après la naissance d'un bébé, une infirmière pique son talon pour récupérer une goutte de sang. Avec cette goutte, elle fait le test de Guthrie, pour voir si l'enfant a une des cinq maladies rares qui sont recherchées avec ce test. Parmi ces maladies, il y a la mucoviscidose. Aujourd'hui, on peut savoir dès la naissance si l'enfant a cette maladie. Ça permet de le soigner avant qu'il ait des symptômes et d'éviter qu'il soit « trop » malade.

Le test de Guthrie recherche aussi la phénylcétonurie. Si l'enfant a cette maladie, il ne doit pas consommer d'aliments qui contiennent un acide aminé qui s'appelle phénylalanine et qui sert à fabriquer des molécules importantes dans notre corps. L'enfant qui a la phénylcétonurie ne peut pas éliminer la phénylalanine de son corps. Au bout d'un moment, il y en a trop et elle détruit son cerveau. S'il est intelligent à la naissance, il devient de moins en moins intelligent en grandissant, sauf s'il arrête complètement de manger des aliments qui contiennent de la phénylalanine. C'est pour ça que c'est important de savoir dès sa naissance s'il doit éviter la phénylalanine.

Alors, c'est facile à soigner, il suffit qu'il n'en mange pas.

Ce n'est pas si simple parce qu'il y a de la phénylalanine dans beaucoup d'aliments, dans la viande ou les œufs par exemple.

C'est vrai que c'est grave, la mucoviscidose ?

C'est une maladie grave qui était souvent mortelle il y a une vingtaine d'années, mais, aujourd'hui, les médecins ont des médicaments plus efficaces qui aident les malades à aller mieux et à vivre plus longtemps. Quand tes parents étaient jeunes, les enfants qui avaient la mucoviscidose mouraient jeunes, souvent avant 25 ans. Maintenant, ils peuvent vivre longtemps et même dépasser 50 ans. Mais c'est une maladie qui ne se soigne pas encore. Tu as sûrement entendu parler du Téléthon ?

Oui, c'est à la télé et dans les rues. Il y a des spectacles et les gens donnent de l'argent pour guérir des maladies.

Le Téléthon sert à gagner de l'argent pour payer les chercheurs qui étudient les maladies génétiques afin de trouver des façons de les guérir. Au début, ils ont fait quelque chose de fabuleux que personne, nulle part dans le Monde, n'avait encore réussi : ils ont séquencé le génome humain, ça veut dire qu'ils ont fait la liste de tous les gènes du corps humain. Ils connaissent maintenant toutes les informations qui sont écrites dans nos cellules. Un jour, ils sauront comment réparer les gènes qui ont un problème et soigner les malades de la mucoviscidose ou d'autres maladies génétiques très graves comme la myopathie.

C'est quoi, la myopathie ?

Le mot provient de deux mots grecs, « myo » qui veut dire muscle et « pathie » qui signifie maladie. C'est une maladie très grave qui bloque les muscles. Les bébés n'ont pas de problème, mais, en grandissant, ils peuvent de moins en moins bouger parce que leurs muscles fonctionnent mal puis se bloquent. Au bout de quelques années, ils sont dans un fauteuil roulant et ils meurent jeunes. Leur cœur est aussi un muscle et il finit par s'arrêter.

Les pauvres ! Et il y en a d'autres, des maladies génétiques ?

Eh oui, malheureusement, il y en a beaucoup d'autres. La mucoviscidose est la plus fréquente. Tous les ans, en France, il y a environ 200 bébés qui naissent avec cette maladie. Certaines maladies sont beaucoup plus rares. La plupart d'entre elles sont graves ou très gênantes et ne se soignent pas.

D'autres, par contre, n'empêchent pas d'être en bonne santé, mais donnent des handicaps. La plus connue est la trisomie 21, qui s'appelle aussi syndrome de Down, mais ce n'est pas une maladie qui est transmise par les parents. C'est une erreur qui apparaît tout au début de la fabrication du bébé. Les femmes jeunes ont moins de risques d'avoir un enfant trisomique. Le risque augmente surtout à partir de 38 ans.

Ah oui, je connais la trisomie. En maternelle, il y avait un élève trisomique. Il était marrant, mais il avait du mal à parler. Ça vient d'où, la trisomie ?

Dans nos cellules, il y a des chromosomes. Ils contiennent les filaments d'ADN sur lesquels il y a les gènes, qui contiennent des informations. Chez l'être humain, il y a 46 chromosomes dans chaque cellule. Il y en a vingt-trois différents, qui sont présents en double. Par exemple, il y a un chromosome qui porte le numéro 1. Dans chaque cellule, il y a deux chromosomes numéro 1, l'un des deux a été donné par la mère et l'autre par le père. Il y a aussi deux chromosomes numéro 2, un qui a été donné par la mère et l'autre par le père.
C'est comme ça pour tous les chromosomes. Chaque chromosome doit être en double. Il y a des chromosomes un peu particuliers, qui servent à dire si l'enfant est un garçon ou une fille. Ce sont les chromosomes X et Y. Si l'enfant a un X et un Y, c'est un garçon. S'il a deux X, c'est une fille.

Et s'il a deux Y ?

Ce n'est pas possible. Le père a un X et un Y, il peut donner l'un ou l'autre à son futur bébé. Mais la mère n'a que des X, elle ne peut pas donner de chromosome Y puisqu'elle n'en a pas. Un enfant ne peut donc pas avoir deux chromosomes Y.

Et la trisomie alors ?

Parfois, après la rencontre de l'ovule de la mère et du spermatozoïde du père, il y a un problème : au lieu que les chromosomes soient par deux, il y en a un troisième. Cela s'appelle une trisomie. Certaines trisomies sont mortelles, selon le chromosome qui est en triple : l'embryon arrête de grandir, meurt et la grossesse s'arrête. D'autres trisomies sont moins graves. Les personnes qui ont une trisomie 21 ont trois chromosomes numéro 21 au lieu de 2. Le fait d'en avoir un en trop perturbe le développement de leur cerveau et de leur corps. Certains sont très handicapés alors que d'autres ont moins de problèmes.

Il y a des tests pour savoir si on peut avoir un bébé trisomique ?

On ne peut pas faire de tests aux parents avant qu'ils fassent un bébé parce que la maladie n'est pas dans leurs gènes. Elle apparaît seulement dans les cellules du futur bébé tout au début de sa fabrication. Mais on peut la détecter pendant la grossesse, avec une prise de sang ou une échographie qui montre que le cou du futur bébé est plus épais. Si le médecin voit un problème, il peut proposer une amniocentèse à la maman : il pique le ventre avec une piqûre pour aller chercher un tout petit peu de liquide amniotique dans l'utérus. C'est le liquide qui entoure le fœtus, le futur bébé.

Pourquoi tu dis que le futur bébé est un fœtus ? Tu as dit que ça s'appelle un embryon.

Au début, c'est un embryon. Au bout de deux mois, quand le futur bébé a tous ses organes et qu'il n'a plus qu'à les développer et à grandir, il s'appelle un fœtus, jusqu'à sa naissance.

Dans le liquide amniotique, il y a quelques cellules qui viennent du fœtus. Dans ces cellules, on peut regarder tous les chromosomes et voir s'il y en a en trop en faisant un caryotype.

Un caryotype, c'est un tri et un rangement des chromosomes qui vont ensemble. C'est un peu comme une « photo de famille », comme le montre le dessin de la page suivante.

Les biologistes qui réalisent le caryotype mettent l'image des deux chromosomes numéro 1 l'un à côté de l'autre. Puis, un peu plus loin, les deux chromosomes 2… Ils font la même chose pour tous les chromosomes. Et, comme ça, ils voient s'il y en a en trop. Ils voient aussi si le bébé sera une fille ou un garçon.

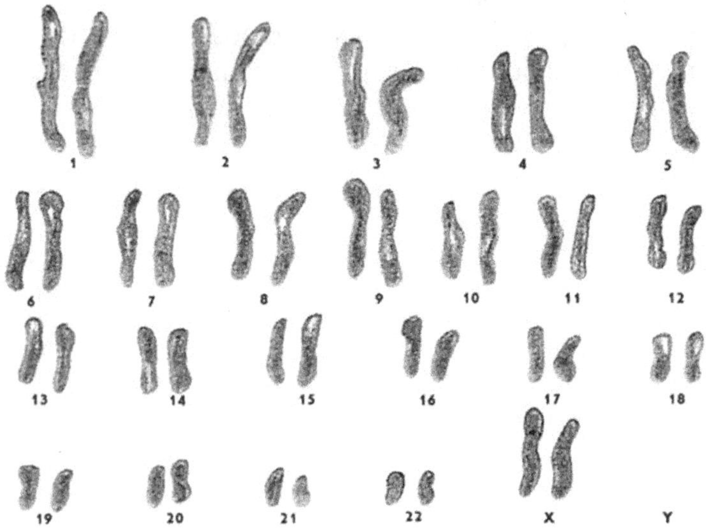

Deux chromosomes X, c'est une fille.

Tu vois, les maladies génétiques sont causées par un problème qui concerne un chromosome ou un gène. Dans le cas des chromosomes, on peut en avoir un en trop, un qui n'est pas entier ou qui a un défaut. Quant aux gènes, ils peuvent avoir un défaut. Dans ce cas, le chromosome est normal, mais il contient un gène qui a une anomalie, un problème, et là, ça ne se voit pas en faisant un caryotype. Il faut faire des tests plus compliqués.

Il y a trois façons pour le bébé d'être atteint d'une maladie génétique. Il peut y avoir une anomalie qui apparaît au hasard tout au début de la grossesse, un défaut qui apparaît sur un gène ou sur un chromosome. C'est ce qui arrive aux enfants trisomiques. Il y a aussi des maladies qui sont transmises par les parents s'ils donnent chacun un gène qui a un défaut. C'est le cas de la mucoviscidose : il faut que l'enfant ait deux gènes avec le défaut pour qu'il soit malade. Il faut que ses parents lui donnent deux gènes porteurs de la mucoviscidose. Mais pour d'autres maladies, un seul gène porteur d'une maladie suffit pour que l'enfant soit malade. Il y a, par exemple, la neurofibromatose. C'est une maladie qui donne des taches sur la peau. Il y a aussi des maladies génétiques qui n'existent que chez les garçons.

Ce n'est pas juste. Pourquoi pas les filles ?

Parce que le gène qui a un défaut est sur le chromosome X. Les garçons ont un seul chromosome X dans chacune de leurs cellules. Si leur chromosome X a un défaut, ils ont la maladie. Les filles ont deux chromosomes X alors si l'un des deux a un défaut, elles en ont un deuxième qui est normal. Elles n'ont donc pas la maladie, sauf si elles n'ont pas de chance et que chacun de leurs parents leur ont donné

un chromosome X qui « possède » la même maladie. C'est vraiment rare.
C'est le cas, par exemple, de l'hémophilie. Elle est portée par le chromosome X ; il y a donc très peu de filles qui en sont atteintes. C'est une maladie qui empêche le sang de coaguler. Quand une personne hémophile se coupe ou se blesse, son sang ne s'arrête pas de couler parce qu'il ne contient pas assez de « colle ». Pour que le sang arrête de couler, il faut qu'il coagule, c'est-à-dire qu'il s'épaississe. C'est possible grâce aux plaquettes et aux facteurs de coagulation. Les facteurs de coagulation sont des protéines spéciales qui aident les plaquettes à « coller » les cellules sanguines ensemble pour faire un bouchon puis une croûte.

Pour soigner les hémophiles, il faut leur donner des médicaments ou des « colles » pour qu'ils puissent coaguler, pour que leur sang puisse s'agglutiner à l'endroit de la coupure et qu'il arrête de couler. Les facteurs de coagulation qui sont injectés aux hémophiles sont récupérés dans le plasma des donneurs de sang. À partir de 18 ans, un adulte peut donner son sang pour sauver des malades ou des personnes qui ont eu un accident et qui ont perdu beaucoup de sang.

Les médecins peuvent prendre une poche de sang ou seulement certaines cellules du sang, par exemple le plasma ou les plaquettes. Quand ils ont besoin de beaucoup de plasma, ils préfèrent prendre seulement le plasma et non pas le sang entier parce que pour avoir assez de plasma, il faudrait qu'ils prélèvent trop de sang au donneur. Alors, ils ne prennent que ce qui les intéresse, par exemple le plasma et rendent le reste au donneur.

C'est un don qui dure un peu plus d'une heure. Le donneur est branché à une machine qui s'appelle une centrifugeuse

et qui sert à faire le tri. Le sang est prélevé dans un bras et conduit dans un tuyau jusqu'à la centrifugeuse.
Celle-ci fait le tri, elle récupère le plasma et renvoie le reste du sang au donneur, par un autre tuyau qui lui rend son sang grâce à une aiguille plantée dans son autre bras.

Ça doit faire super mal.

Non, si on ne bouge pas les bras, ça ne fait pas mal. Et comme ça dure un peu longtemps, le donneur a le temps de regarder un film. Comme ça, il ne s'ennuie pas et il n'a pas besoin de bouger les bras.

C'est le plasma qui soigne les hémophiles ?

Dans le plasma, les médecins récupèrent les facteurs de coagulation qui manquent aux hémophiles pour « coller » leur sang et le faire coaguler. Il y a aussi d'autres choses intéressantes à récupérer dans le plasma pour soigner d'autres maladies, comme la leucémie ou les brûlures très graves.

Les maladies de la peau

Ça existe, les maladies des cheveux ?

Oui, les cheveux peuvent être malades. Ils peuvent aussi être abîmés si on utilise des shampoings de mauvaise qualité, le sèche-cheveux trop souvent ou que l'on se nourrit mal.

Ça fait comment, quand les cheveux sont malades ?

Ce n'est pas vraiment les cheveux qui sont malades, mais la peau qui se trouve dessous ou l'endroit où ils sont fabriqués. Dans la peau du crâne, il y a des sortes d'usines qui s'appellent des follicules pileux. Ils servent à fabriquer les cheveux et ils peuvent être malades s'ils sont attaqués par le système immunitaire. C'est une maladie auto-immune qui s'appelle la pelade. On ne sait pas trop pourquoi le système immunitaire attaque les follicules pileux et empêche les cheveux de pousser. Comme les cheveux ne sont plus produits, ils se détachent de la tête. La personne peut se retrouver complètement chauve. C'est une maladie très rare.

C'est seulement les hommes qui sont chauves.

La plupart du temps, les hommes perdent leurs cheveux pour différentes raisons, mais pas à cause d'une maladie auto-immune. Par exemple, les hormones masculines rendent la peau de leur crâne trop grasse. Cette graisse étouffe les follicules pileux et perturbe la pousse des cheveux. Ce n'est pas une maladie.

La pelade est une maladie qui touche aussi les femmes et les enfants. Elle peut se soigner avec des médicaments qui endorment le système immunitaire pour qu'il arrête d'attaquer les follicules pileux. Parfois, elle guérit toute seule, mais elle peut revenir quelques mois ou quelques années plus tard.

Alors, la pelade, c'est une maladie de la peau ?

Pas vraiment. Ce n'est pas la peau qui est malade, mais les follicules pileux qui sont à l'intérieur.

Mais ça existe, les maladies de la peau.

Oui, bien sûr, il y en a plein, causées par des microbes, une anomalie génétique et même des insectes.

Ah oui, je sais. Le moustique pique quelqu'un qui est malade. Il aspire son sang et, après, il va piquer quelqu'un d'autre et le rend malade.

Je parlais d'une autre maladie. Ce que tu dis existe, oui, mais ce n'est pas le moustique qui rend malade, c'est le virus que le moustique transmet par sa piqûre. Je voulais parler d'une maladie qui s'appelle la gale et qui est carrément causée par un insecte microscopique, le sarcopte. C'est une sorte d'acarien. Il fait partie aussi de la famille des poux, mais il est tellement petit qu'on ne peut pas le voir. Il se pose sur la peau d'une personne, la pique, fait un petit trou dans sa peau et pond ses œufs. Ensuite, les œufs éclosent, les petits insectes sortent et vivent dans la peau. Ça fait des plaques ou des croûtes rouges sur la peau. Ce n'est pas une maladie grave, mais elle est très embêtante parce qu'elle gratte beaucoup.

Le système immunitaire réagit, c'est pour ça que ça gratte, mais il ne sait pas détruire ces insectes. C'est une maladie qui ne peut pas guérir toute seule et, en plus, elle est contagieuse. Les insectes font un petit trou et sortent. Ils vont partout, surtout sur les tissus. Ils attendent que quelqu'un d'autre les touche pour pondre des œufs dans sa peau.

Quand quelqu'un a la gale, il doit prendre des médicaments et mettre de la pommade. Il faut aussi mettre du produit qui tue ces insectes, dans tous les endroits où il est allé. Si un enfant a cette maladie, il faut désinfecter sa maison et même toute son école. Ce n'est pas pratique.

Je ne savais pas qu'on pouvait avoir une maladie à insectes. D'habitude, on attrape des microbes.

D'autres maladies, comme la lèpre, sont causées par une bactérie. C'est une maladie de la peau, mais elle s'attrape comme le rhume, en étant contaminé par une personne malade qui tousse ou éternue. L'incubation dure très longtemps : une fois que la personne a attrapé le microbe, la maladie n'apparaît pas tout de suite. Il faut attendre entre cinq et vingt ans pour tomber malade.

Il n'est pas pressé, ce microbe.

Non et tant mieux parce que c'est une maladie qui est très grave. Heureusement, elle n'existe plus en France.
On la trouve encore dans quelques pays pauvres, en Afrique ou en Amérique du Sud, par exemple. En France, quand on ne savait pas la soigner, les lépreux étaient enfermés dans des sortes d'hôpitaux qui s'appelaient des léproseries, pour les empêcher de donner la maladie aux autres. Ils étaient confinés, comme pendant l'épidémie du coronavirus. Aujourd'hui, on sait soigner la lèpre avec plusieurs antibiotiques à la fois, mais le traitement doit durer plusieurs mois. Il existe aussi un vaccin.

Ça fait aussi des plaques et ça gratte ?

Non, la lèpre abîme la peau, les nerfs et d'autres organes, comme les yeux. Elle paralyse et déforme les mains ou les pieds.

Toutes les maladies ne donnent pas des plaques, des boutons ou des croûtes. Toutes non plus ne grattent pas. Certaines sont bien plus méchantes que ça, causées ou non par des microbes.

Si la peau n'est pas malade à cause d'un microbe, c'est à cause d'un insecte.

Une maladie de peau peut avoir plusieurs causes : un microbe, un insecte, une maladie génétique ou une allergie. Les allergies peuvent donner des boutons, comme lorsque l'on a de l'urticaire. Il s'agit d'une maladie d'origine allergique. De très gros boutons plats apparaissent et étirent la peau. Ça gratte un peu, puis, quand les boutons sont très étalés et que la peau est trop tirée, ça fait un peu mal. Il faut prendre des antihistaminiques, des médicaments qui calment le système immunitaire.
C'est une maladie qui peut être très grave si les boutons sont sur le cou et le font gonfler. La personne n'arrive plus à respirer et peut mourir.

Il y a aussi des maladies de la peau qui sont d'origine génétique, comme l'épidermolyse bulleuse ou le xeroderma pigmentosum. Ce sont deux maladies graves qui empêchent d'avoir une vie normale. Heureusement, elles sont très rares.

Je ne les connais pas.

Les personnes qui souffrent d'épidermolyse bulleuse ont une peau extrêmement fragile. Les différentes couches de la peau se décollent, des sortes de bulles se forment et se déchirent très facilement. Ces malades doivent mettre beaucoup de pommade et de bandages pour protéger leur peau. C'est une maladie qui fait très mal.

L'autre maladie, tu en as peut-être entendu parler. Les enfants qui ont le xeroderma pigmentosum ne doivent pas sortir quand il fait jour parce que leur peau ne supporte pas du tout la lumière du soleil, même s'il ne fait pas beau et qu'on ne voit pas le soleil. Les UV, qui font bronzer et qui donnent des coups de soleil, abîment très vite leur peau et leur donnent plein de petits cancers de la peau. C'est une maladie mortelle.

Ils doivent absolument éviter d'exposer leur peau au soleil. Ils doivent sortir en se protégeant avec des genres de scaphandres, comme les astronautes. Par contre, ils peuvent sortir sans problème quand il fait nuit. On les appelle les enfants de la lune.

Ah oui, j'en ai entendu parler. Les pauvres ! Ça ne se soigne pas ?

Pour l'instant, cette maladie ne se soigne pas. Les malades doivent seulement fuir la lumière du soleil. Ils ne peuvent pas avoir une vie normale. D'ailleurs, toutes les maladies de la peau empêchent plus ou moins d'avoir une vie normale. Même quand la maladie ne fait pas mal et n'est pas dangereuse, elle se voit. Les malades peuvent être rejetés, comme c'était le cas des lépreux qui avaient des parties de leur corps abîmées ou tordues par la maladie. Les gens les trouvaient laids et en avaient peur.

Le problème des maladies de la peau, c'est qu'elles se voient et qu'elles rendent la peau laide. Les adolescents ont une maladie, l'acné, qui n'est pas grave du tout et qui guérit toute seule au bout de quelques années. Elle fait de petits boutons rouges sur le visage et le dos. Ce n'est pas grave du tout, mais ce n'est pas beau et les adolescents sont désespérés de voir leur jolie peau enlaidie par ces nombreux petits boutons.

C'est contagieux ?

Non, pas du tout. Au moment de l'adolescence, certaines hormones sont fabriquées en plus grande quantité par le corps, pour se préparer à faire un bébé. C'est une période qui s'appelle la puberté, quand le corps devient adulte et capable de se reproduire : les garçons ont la voix qui devient grave et la barbe qui pousse. Les filles ont les seins qui grossissent et ont leurs règles. Tout cela se produit grâce aux hormones, des molécules qui se promènent dans le corps et qui donnent des ordres aux organes pour leur dire comment travailler. Le problème, c'est que ces hormones rendent la peau plus grasse.
Les pores de la peau sont les minuscules trous par lesquels on transpire. Ils se bouchent et s'infectent parce que des microbes restent coincés dedans. Quand ils sont bouchés et infectés, ça fait des boutons rouges et parfois des petits trous, pas jolis du tout.

Ça se soigne ?

Oui, il y a des pommades et des médicaments. Il faut aussi bien laver sa peau, même si ça ne suffit pas.

Alors, il y a quand même des maladies de la peau qui ne sont pas graves.

Oui, mais elles sont embêtantes et durent parfois plusieurs années. Elles grattent ou donnent envie aux gens de se moquer. Par exemple, il y a des maladies qui font des plaques rouges qui grattent ou des croûtes qui ne sont pas jolies et un peu dégoutantes, comme l'eczéma et le psoriasis. On ne sait pas trop d'où elles viennent, peut-être un peu génétiques, peut-être un peu allergiques, peut-être un peu psychologiques, quand les gens ont trop de soucis. D'autres maladies font des taches foncées ou plus blanches que la vraie couleur de la peau. Des enfants naissent avec des tâches géantes et très foncées, comme s'ils avaient plein d'énormes grains de beauté. Cette maladie s'appelle un nævus géant.

J'ai eu la varicelle et, maintenant, j'ai parfois des boutons de fièvre. Maman dit que c'est à cause de la varicelle.

Les deux maladies sont causées par un virus de la famille de l'herpès, mais ils ne sont pas tout à fait pareils.
Si tu as de l'herpès labial, c'est-à-dire des boutons de fièvre, ce n'est pas à cause du virus de la varicelle ; tu as attrapé l'autre virus de la famille de l'herpès.

Quand tu as eu la varicelle, le virus de la varicelle est entré dans ton corps. Tu as eu des petits boutons remplis de liquide qui grattaient beaucoup puis tu as guéri, mais le virus est resté. La plupart du temps, il « dort » et ne peut plus te donner la varicelle, mais, s'il ne peut pas non plus donner de boutons de fièvre, il peut se « réveiller » et donner une autre maladie qui s'appelle le zona. Elle ressemble un peu à la varicelle, avec des petits boutons qui grattent, mais elle dure plus longtemps et est très douloureuse. Heureusement que c'est une maladie assez rare.

Comme le virus de la varicelle, celui qui donne des boutons de fièvre reste dans le corps et « dort », lui aussi. Quand la personne est fatiguée, malade ou que ses lèvres sont restées trop longtemps au soleil, le virus en profite pour attaquer ses lèvres et faire des boutons remplis de liquide qui ressemblent à des petites ampoules. Ils piquent et ils saignent puis ils guérissent au bout de quelques jours.

Quand on a un bouton de fièvre, il ne faut pas faire de bise aux autres, car ils risqueraient d'attraper le virus. Ce n'est pas un beau cadeau à leur faire parce que c'est casse-pieds. Ce n'est pas dangereux pour nous. Par contre, si on embrasse un bébé qui vient de naître et qu'il attrape le virus, il peut mourir.

Les maladies cardio-vasculaires

Mon voisin a fait une crise cardiaque devant chez nous. J'ai tout vu. Papa a appuyé sur son ventre et, ensuite, les pompiers sont arrivés et ils l'ont secoué avec une machine pour réveiller son cœur. Heureusement, il n'est pas mort. On a eu super peur.

Oui, il a eu de la chance, car c'est très grave ce qui lui est arrivé. Si le cœur s'arrête, on ne peut plus vivre. Ton voisin a fait un infarctus, c'est le vrai nom de la crise cardiaque. Le nom complet, c'est même infarctus du myocarde. Myo, ça veut dire muscle et carde, ça vient de cœur, comme cardiaque.

Ça pourrait m'arriver ?

Normalement non. Ce sont presque tout le temps les adultes qui font une crise cardiaque, plutôt ceux qui ont plus de quarante ou cinquante ans. Et, surtout, ceux qui ne font pas de sport, qui fument, qui mangent mal ou qui sont trop gros. Quand on fait attention à sa santé, qu'on mange correctement et qu'on fait du sport, il y a très peu de risques d'avoir un problème cardio-vasculaire, c'est-à-dire un problème au cœur ou dans les vaisseaux sanguins, là où passe le sang. Il arrive cependant, mais très rarement, qu'un enfant fasse une crise cardiaque. Cela peut arriver si l'enfant est né avec un défaut au cœur et qu'aucun médecin

ne s'en est rendu compte parce que l'enfant allait très bien, avant de faire sa crise cardiaque. Mais, ne t'inquiète pas, c'est vraiment très rare.
Qu'est-ce qu'il se passe quand quelqu'un a une crise cardiaque ?

En général, un bouchon se forme dans une artère du cœur et empêche le sang de passer. Une artère, c'est un vaisseau sanguin qui amène du sang plein d'oxygène dans les organes. Les gens qui mangent mal et trop gras peuvent avoir de l'athérosclérose. Ça veut dire qu'ils ont des plaques qui se déposent à l'intérieur des artères. L'athérosclérose, c'est une maladie qui se développe chez les gens qui fument, qui ont du diabète, qui mangent mal, qui sont obèses ou qui ont d'autres problèmes de santé. Les enfants n'ont jamais ces problèmes, à part le diabète. À force que ces plaques s'accumulent, elles deviennent trop épaisses et elles créent un bouchon. Le sang ne peut plus passer, le cœur ne reçoit plus assez de sang plein d'oxygène, il manque d'oxygène et s'arrête de battre.

Si on ne porte pas secours à la personne rapidement, elle peut mourir ; c'est pour ça qu'il faut réagir très vite. Il faut lui faire un massage cardiaque, appuyer non pas sur son ventre, comme tu as cru le voir, mais sur son cœur et, de temps en temps, lui faire du bouche-à-bouche pour envoyer de l'air dans ses poumons. Si le cœur redémarre grâce aux médecins, mais que le cerveau manque d'oxygène, la personne ne pourra pas guérir. C'est très important de faire du bouche-à-bouche pour que son cerveau ne manque pas trop d'oxygène.

Comment on sait qu'on fait une crise cardiaque ?

Une crise cardiaque peut se déclencher doucement ou tout d'un coup. Si elle arrive doucement, la personne a mal dans la poitrine, elle est essoufflée, elle se sent mal. Il faut vite appeler un médecin pour qu'il fasse une ECG. C'est un examen qui s'appelle électrocardiogramme. Il sert à voir comment bat le cœur pour savoir s'il y a un problème. Si la crise cardiaque survient d'un coup, la personne a une douleur très forte vers le cœur ou, parfois, dans le bras droit, puis, elle tombe et perd connaissance. Quand on lui parle, elle ne répond pas et ne bouge pas. Si elle ne respire plus, ça veut dire que son cœur ne bat plus, elle fait une crise cardiaque.

Alors, il faut appuyer sur son cœur.

C'est la première chose à faire, quand on est sûr qu'elle ne respire plus. De temps en temps, il faut arrêter de faire le massage cardiaque et lui faire du bouche-à-bouche. L'idéal, c'est de ne pas être tout seul quand on découvre une personne qui ne respire plus, car pendant que l'un porte secours, l'autre peut appeler les pompiers ou le Samu et, en attendant qu'ils arrivent, aller chercher un appareil pour réveiller le cœur, comme tu dis. C'est un appareil que l'on peut trouver à certains endroits, dans la rue ou dans les galeries commerciales. C'est bien de savoir où il y en a ; comme ça, on sait où on peut aller en chercher quand on en a besoin. Il faut faire vite, on n'a pas le temps de le chercher. C'est un appareil qui s'appelle DAE, ce qui signifie défibrillateur automatisé externe. Quand une personne fait une crise cardiaque, son cœur bat parfois encore un petit peu, mais n'importe comment. On dit qu'il fibrille, quand il bat n'importe comment. Le DAE fait l'inverse, il défibrille.

Au début, il étudie les mouvements du cœur et, si besoin, il envoie des décharges électriques pour l'aider à battre correctement. Cet appareil suffit rarement à soigner une personne qui fait une crise cardiaque, il sert surtout à lui donner toutes les chances de survivre, en attendant les médecins. Quand ils arrivent, ils ont d'autres moyens pour le soigner. Ils lui font des piqûres, l'emmènent à l'hôpital et, si c'est nécessaire, ils l'opèrent. Ils ouvrent son cœur pour le réparer et déboucher les artères qui sont bouchées.

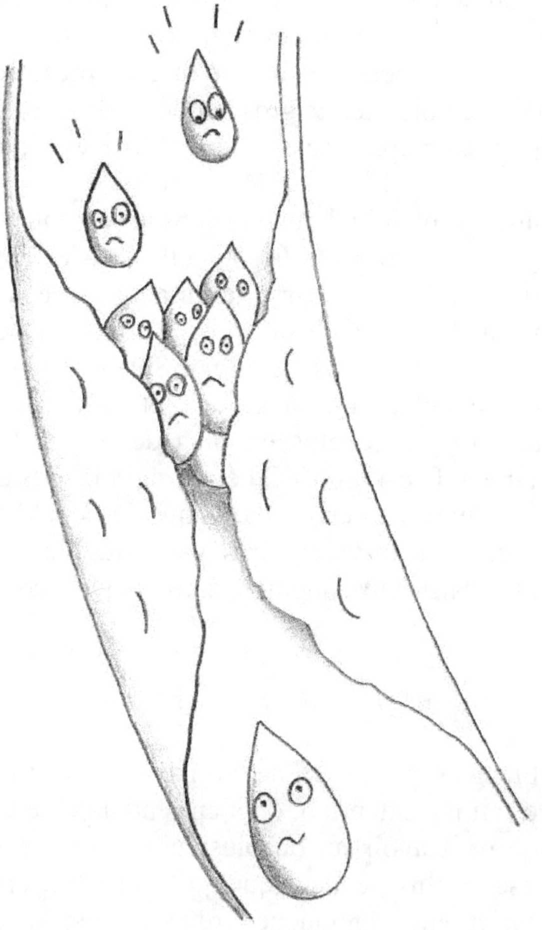

Qu'est-ce que vous faîtes ? Vous venez ?

Je ne savais pas que le sang pouvait être bloqué.

Le sang peut se trouver bloqué à différents endroits du corps. Quand un vaisseau sanguin est trop resserré, le sang circule mal. Au bout d'un moment, il se forme une boule de sang épais et ça crée un bouchon. Si cela arrive dans une jambe, chez une personne qui ne marche presque pas, cela s'appelle une phlébite. Le gros risque, c'est que le bouchon, la boule de sang épais, se promène et arrive jusqu'au cœur.

Il peut aussi y avoir un bouchon dans le cerveau et là, ça fait des dégâts. Dans ce cas, cela s'appelle un AVC, un accident vasculaire cérébral, c'est-à-dire un accident des vaisseaux du cerveau. Il en existe deux types, soit un bouchon se forme, c'est un AVC ischémique. Soit une veine devient trop étirée et éclate. Du sang coule et écrase des zones du cerveau, qui ont de plus en plus de mal à fonctionner correctement. C'est un AVC hémorragique. Les deux AVC sont très graves. Les crises cardiaques et les AVC, ce sont des maladies cardio-vasculaires, parce qu'elles sont dans le cœur et les vaisseaux sanguins, dans lesquels coule le sang.

Comment on sait qu'on a un AVC ? Ça fait mal ?

Le problème, c'est que ça ne fait pas toujours mal. Parfois, si on ne fait pas attention, on s'en rend à peine compte. La personne peut avoir un ou plusieurs symptômes : elle ne voit presque plus pendant quelques minutes, elle n'arrive plus à parler, elle a la bouche tordue, elle est paralysée d'un côté du corps... Tu vois, elle a des symptômes bizarres, mais elle ne s'inquiète pas toujours parce qu'ils ne durent que quelques minutes puis tout redevient normal. Enfin, non, ça ne redevient pas normal, ça fait seulement croire que tout va bien. Le cerveau continue de souffrir et, si la personne n'est pas emmenée à l'hôpital, son cerveau est en grand danger. Elle a besoin de soins en urgence. Après un AVC, le malade peut mourir ou rester handicapé. Parfois, il retrouve toutes ses fonctions, mais ça prend du temps et il doit rester longtemps à l'hôpital pour réapprendre à marcher, à écrire ou à parler. Si tu vois quelqu'un qui fait des choses bizarres tout d'un coup, il faut appeler les secours, même si, ensuite, il te dit que ce n'est pas la peine et que tout va bien. Plus on soigne rapidement quelqu'un qui fait un AVC, moins il risque d'être handicapé ou de mourir.

Comment ils font, les médecins, pour les guérir ?

Ils commencent par regarder ce qu'il se passe avec une IRM, une grosse machine qui prend des photos de l'intérieur du cerveau. Ce ne sont pas de vraies photos, ça ressemble plutôt à des radios. Ensuite, ils enlèvent le bouchon, avec des médicaments qui rendent le sang plus liquide ou une opération chirurgicale.

Quand c'est un AVC hémorragique, il faut faire en sorte que le sang arrête de couler. Les chirurgiens opèrent, rebouchent le vaisseau déchiré et pompent le sang qui s'est répandu, car ce sang écrase des zones du cerveau et l'abîme.

Pourquoi ils font un AVC ?

Quand un vaisseau du cerveau se bouche, c'est comme pour le cœur, c'est à cause de l'athérosclérose et, donc, d'une mauvaise hygiène de vie : une alimentation déséquilibrée, le fait de fumer, de ne pas faire de sport ou d'être trop gros.

D'ailleurs, l'AVC ischémique s'appelle aussi infarctus cérébral.
Plus rarement, le caillot, c'est-à-dire la boule de sang, ne se forme pas dans le cerveau, mais ailleurs et se déplace ensuite vers le cerveau.

L'AVC hémorragique, celui où le sang coule, est souvent causé aussi par une mauvaise alimentation et des problèmes de santé, mais, parfois, il est dû à un défaut du cerveau. Il y a un vaisseau fragile qui devient de plus en plus large. Il se gonfle comme un ballon dans lequel on souffle. L'endroit qui s'élargit et qui finit par éclater s'appelle un anévrisme. Et quand il éclate, on dit que c'est une rupture d'anévrisme.

Alors pour protéger notre cœur et notre cerveau et ne pas avoir de bouchon, il faut faire attention à notre santé, ne pas fumer, ne pas rester sans bouger et bien manger.

Oui, si tu fais tout ça, tu auras très peu de risques de faire une crise cardiaque ou un AVC.

Les fractures et les entorses

Mon petit frère a un plâtre. Il a sauté d'un gros rocher quand on se promenait et il s'est cassé le bras. C'est seulement l'os qui est cassé et il va se recoller. Mais pour qu'il recolle droit, il ne doit pas bouger. C'est pour ça qu'il a un plâtre.

Si l'os est cassé, cela s'appelle une fracture. L'os est capable de se réparer tout seul, mais effectivement, il doit rester dans la bonne position pour retrouver, une fois recollé, une forme normale. Sans plâtre, le bras bougerait et les deux parties de l'os risqueraient de se recoller dans une mauvaise position. Ensuite, ton petit frère aurait le bras tordu et ne pourrait pas le bouger normalement. Il va garder son plâtre environ un mois et, quand le médecin verra, en faisant une radio, que l'os est réparé, il pourra l'enlever.

Son os va rester fragile ? Il y a des choses qu'il ne pourra plus jamais faire ?

Non, il pourra faire ce qu'il veut quand son os sera bien consolidé. En permanence, notre corps fabrique de nouvelles cellules pour remplacer les anciennes. Tes os rajeunissent, se renouvellent, font de nouvelles cellules, même s'ils ne sont pas cassés. Quand ils sont cassés, c'est pareil, de nouvelles cellules d'os apparaissent pour recoller les deux morceaux. Dans quelques semaines, ton frère aura un os entier et solide.

Mon père, il s'était fait mal au pied, mais il n'avait pas eu de plâtre, c'est bizarre.

Peut-être n'avait-il pas de fracture. Quand on tombe et que l'on se fait mal à un bras, à une jambe ou ailleurs, l'os n'est pas toujours cassé.

Mais pourtant, il ne pouvait plus marcher du tout.

Quand on tombe ou que l'on se tord le pied, par exemple, il peut y avoir différents types de dégâts. Si c'est l'os qui se casse, c'est une fracture et il suffit d'attendre que l'os se répare tout seul. Ce n'est pas ce qui est le plus douloureux.

Les os sont reliés par des ligaments. Ce sont des sortes de fils qui tiennent les os attachés ensemble au niveau des articulations, par exemple le poignet, le coude, le genou, la cheville.

C'est comme du scotch pour tout attacher ensemble.

Les ligaments n'attachent pas tout. Ils servent seulement à relier les os. Entre un os et un muscle, il n'y a pas un ligament, mais un tendon.

Quand un ligament est détendu trop fortement tout d'un coup ou pire, s'il se déchire, cela s'appelle une entorse. L'articulation gonfle et ça fait très mal. Il peut y avoir aussi des hématomes, c'est-à-dire des bleus, parce qu'il y a de légers saignements au niveau de l'articulation. Le plus souvent, c'est à la cheville que l'on se fait des entorses. Les autres articulations risquent moins d'en souffrir.

Ton père s'est sans doute fait une entorse. Cela arrive quand on se tord violemment une articulation et que ça plie dans le mauvais sens. Au début, il faut mettre l'articulation sous de la glace ou dans de l'eau froide pour calmer la douleur et éviter qu'elle enfle trop. Ensuite, il ne faut pas utiliser l'articulation pendant plusieurs jours en attendant que le ligament se répare tout seul. Ce n'est pas forcément nécessaire de mettre un plâtre, mais il ne faut pas bouger. De toute façon, une entorse fait tellement mal qu'on n'a pas envie de bouger l'articulation blessée. Parfois, le médecin demande une radio pour vérifier qu'en plus de l'entorse, il n'y a pas aussi une fracture.

Si l'on a une entorse avec un ligament déchiré, les os ne sont plus tenus correctement par les ligaments puisqu'ils sont coupés. Parfois, un des os ne reste pas à sa place et part sur le côté. L'articulation est déboitée. Cela s'appelle une luxation. C'est très douloureux. Il y a deux choses à faire, remettre l'os à sa place, le replacer au bon endroit dans l'articulation et attendre que les ligaments se réparent, comme pour une simple entorse.

Il n'y a rien d'autre à faire ?

Si la douleur est trop importante, on peut prendre des médicaments pour avoir moins mal. Quand l'entorse est guérie, on peut avoir besoin de faire quelques séances avec un kinésithérapeute pour rendre l'articulation plus souple, car, après quelques semaines sans bouger, elle est un peu « rouillée ». Ces séances aident à « remettre la machine en marche » après une grosse entorse, mais elles ne sont pas

indispensables. Et, dans de très rares cas, une opération chirurgicale peut être nécessaire, mais il faut vraiment qu'il y ait eu beaucoup de dégâts.
Une luxation est très rare et peut arriver lors d'un choc très violent, dans un accident de la route par exemple ou une chute de cheval.

Et les tendons, on ne peut pas les tirer trop fort et avoir une entorse du tendon ?

Non, quand on parle d'entorse, c'est toujours un ligament qui est abîmé. Par contre, on peut aussi étirer un muscle ou un tendon. Cela s'appelle une foulure. Quand un muscle est déchiré, cela s'appelle un claquage et quand c'est un tendon, on parle de rupture du tendon. Si le tendon est seulement trop fatigué et douloureux, c'est une tendinite.

Dans tous les cas, il faut arrêter d'utiliser l'articulation ou le membre blessé pour guérir. Si on a vraiment besoin de marcher, on peut utiliser des béquilles pour ne pas appuyer sur la cheville qui a mal, par exemple, afin qu'elle se repose et se répare plus rapidement.

Deuxième partie

Les maladies qui se passent dans la tête

Les problèmes de sommeil

Mes parents veulent que j'aille à l'hôpital pour voir pourquoi je ne dors pas. Tu crois que je suis malade ?

Les problèmes de sommeil sont rarement liés à une maladie. Le plus souvent, ce sont juste des perturbations que l'on appelle troubles du sommeil. Par contre, quand quelqu'un ne dort pas assez, il a plus de risques de tomber malade parce que son corps est fatigué et se défend moins bien contre les maladies et les microbes.

Je mets très longtemps à m'endormir et je ne dors pas beaucoup. En plus, la nuit, je bouge, je crie et, parfois, je me lève en dormant. Mais ce n'est pas grave parce que je ne suis pas trop fatigué. C'est seulement dur pour me lever le matin. Après, ça va.

Même si tu n'es pas fatigué, ton corps ne se repose pas assez et c'est un problème. Le sommeil est très important. Il joue un rôle essentiel, pour que ton corps soit en bonne santé et que ton cerveau fonctionne bien. Tous les animaux dorment, même les plus petits. Pourtant, quand ils dorment, ils sont en danger, ils peuvent se faire attaquer ou manger par leurs prédateurs. Malgré le danger, ils dorment quand même. C'est bien la preuve que le sommeil est indispensable.

Comment ils font, les poissons, pour dormir ?

Ils arrêtent de nager ou nagent doucement. Ils gardent les yeux ouverts parce qu'ils n'ont pas de paupières ; leurs yeux ne peuvent pas se fermer. On n'aurait peut-être pas l'impression qu'ils dorment si on les voyait, mais ils se reposent ; leur cerveau fait une pause.

Tous les animaux ne dorment pas de la même manière. Les chats et les chiens dorment un peu comme nous, ils s'allongent et ferment les yeux. Certains animaux dorment debout, comme l'éléphant. Quant aux dauphins, ils sont étonnants. Une seule partie de leur cerveau dort à la fois. Pendant qu'une moitié du cerveau est endormie et qu'un œil est fermé, l'autre moitié du cerveau et l'autre œil surveillent s'il y a un danger. Les animaux dorment parfois très peu. Quelques minutes suffisent à la girafe, par exemple, mais, qu'ils dorment peu ou beaucoup, ils doivent tout de même dormir parce que le sommeil est indispensable. Si un animal ou un humain reste plusieurs jours sans dormir, il meurt.

Je vais mourir si je ne dors pas bien ?

Non, si tu ne dors pas assez, tu ne vas pas mourir, mais ça peut quand même t'amener des problèmes de santé. Le record chez l'être humain est de onze jours sans dormir. Au-delà, il risque de mourir. Après un jour ou deux sans dormir, la mémoire et l'attention sont beaucoup moins bonnes. Au bout de seulement deux à trois jours, le corps est au ralenti et le cerveau ne fonctionne plus normalement : les hallucinations apparaissent, la personne voit ou entend des choses qui n'existent pas.

Mais pourquoi c'est si important de dormir ? Ce serait mieux si on n'avait pas besoin de dormir, on perdrait moins de temps.

Le sommeil n'est pas du tout une perte de temps. Ton corps et ton cerveau font beaucoup de choses pendant que tu dors. Par exemple, pendant que tu rêves, ton corps est immobile, il dort profondément, mais ton cerveau est très actif. Il trie tout ce que tu as entendu, vu et appris pendant la journée. Il « jette à la poubelle » tout ce qui ne lui paraît pas intéressant et range ce qui est important dans la mémoire. C'est comme une grande bibliothèque où sont classés tous nos souvenirs et nos connaissances. C'est pendant le sommeil que le rangement se fait dans la grande bibliothèque de la mémoire. Notre cerveau fait aussi une chose incroyable quand nous dormons, il réfléchit. Des chercheurs ont fait des expériences qui ont montré que si on ne réussit pas un exercice avant de dormir, on a beaucoup plus de chances de le réussir en se réveillant. Le cerveau essaye de faire l'exercice pendant qu'on dort.

Tu ne dors pas tout le temps de la même façon tout au long de la nuit. Le sommeil est composé de plusieurs phases. Par moment, comme je viens de te le dire, ton cerveau travaille, durant une phase qui s'appelle le sommeil paradoxal. À d'autres moments, pendant la phase appelée sommeil profond, il se repose. Les cellules qui se trouvent à l'intérieur de ton cerveau s'appellent les neurones. Pendant la journée, elles s'occupent de ce que tu penses, ce que tu vois, ce que tu entends, ce que tu sens et ce que tu fais. Elles n'arrêtent pas une seconde. Alors, la nuit, elles ont besoin de faire une pause, pour reprendre des forces.

Et ce n'est pas tout. Durant la journée, l'intérieur de ton cerveau se « salit » parce que les efforts qu'il fait produisent des déchets, un peu comme quand tu fais du sport ; tu transpires et, ensuite, tu es tout collant, tout sale.
Ton cerveau a du mal à éliminer tous les déchets pendant la journée alors ils s'accumulent. Heureusement, la nuit, c'est le grand ménage.

Pourquoi pas pendant la journée ?

La journée, toutes les cellules de ton cerveau sont trop serrées et les déchets n'ont pas assez de place pour circuler entre elles et s'évacuer. Ils restent coincés dans le cerveau. Mais, quand tu dors, les cellules, qui ont besoin de moins travailler, se contractent, comme si elles se repliaient sur elles-mêmes. Comme ça, elles prennent moins de place et les déchets peuvent se déplacer facilement. Ils peuvent s'en aller et laisser le cerveau tout propre.

Le sommeil n'est pas seulement nécessaire pour le cerveau. Il permet également au corps de se reposer et au système immunitaire d'être plus efficace. Il favorise aussi la fabrication de nouvelles cellules.

La seule chose que j'aime bien quand je dors, c'est rêver. J'ai de la chance, je ne fais pas de cauchemars, je fais des rêves sympas ou bizarres. C'est marrant.

Eh bien, figure-toi que même les rêves servent à quelque chose. Ils nous aident à nous débarrasser de tout ce qui nous préoccupe, à être moins stressés et à avoir moins peur.

Les chercheurs se sont aperçus que, pendant le rêve, les gens qui sont nés aveugles et qui n'ont jamais rien vu rêvent qu'ils peuvent voir. Les handicapés en fauteuil roulant peuvent marcher et certains sourds peuvent entendre. Les scientifiques pensent que c'est parce que le cerveau est prévu pour s'occuper de la vue, de l'ouïe et de la marche. Même si une personne n'a jamais vu, entendu ou marché, son cerveau « sait » ce que c'est de voir, d'entendre et de marcher et peut en rêver.

Ils doivent être déçus quand ils se réveillent.

Oui, la première fois, certainement. Ensuite, ils doivent sûrement s'habituer.

Mais, alors, si le sommeil est si important, pourquoi je n'arrive pas à dormir ?

Nous avons tous besoin de dormir, mais certaines personnes souffrent de troubles du sommeil. Il en existe plusieurs sortes. Les plus connus sont les difficultés pour s'endormir et l'insomnie, c'est-à-dire quand on dort très peu, qu'on se réveille la nuit et qu'on n'arrive plus à se rendormir. Il y a à peu près un adulte sur trois qui a des troubles du sommeil. Les enfants sont moins touchés, mais, tu vois, tu n'es pas tout seul à mal dormir. Il y a, au contraire, des personnes qui dorment trop. Elles sont tout le temps fatiguées et ont besoin de beaucoup dormir. Parfois, elles s'endorment tout d'un coup.

Ah oui, ça s'appelle un coup de pompe.

Non, c'est bien pire. Quand on a un coup de pompe, on se sent très fatigué, mais si on bouge un peu, qu'on sort prendre l'air ou qu'on se passe un peu d'eau sur la figure, ça va mieux. Les personnes qui souffrent de narcolepsie s'endorment vraiment, elles ne peuvent pas s'en empêcher. Parfois, elles s'endorment tellement vite que, si elles sont debout, elles tombent.
Et ça leur arrive plusieurs fois dans la journée. Heureusement, il y a des médicaments pour les aider à être moins fatiguées.

C'est quoi, les autres problèmes ?

Plusieurs troubles sont regroupés sous le nom de parasomnies. C'est comme si le cerveau était entre l'éveil et le sommeil. Il dort, mais pas complètement. Aucun d'entre eux n'est dangereux, mais ils peuvent faire peur. Par exemple, quand on commence à s'endormir et qu'on sursaute ou qu'on a l'impression de tomber dans un trou, c'est une parasomnie. Ce n'est pas très agréable, mais absolument sans danger.

Puisque tu te lèves en dormant, tu es somnambule. C'est le seul trouble qui peut être dangereux parce qu'un somnambule qui se déplace n'a pas conscience du danger. Il peut, par exemple, tomber dans les escaliers. Même si le somnambule a les yeux ouverts, il ne voit pas et ne peut pas faire attention à ce qu'il fait. Ce n'est pas le somnambulisme qui est dangereux, mais ce que le dormeur fait pendant qu'il est hors de son lit.

Quand un enfant crie pendant son sommeil, fait pipi au lit ou crisse des dents, ce sont aussi des formes de parasomnie. Les pires parasomnies sont les paralysies du sommeil avec, parfois, des hallucinations. Elles ne sont pas graves, mais font très peur. L'enfant se réveille, mais ne peut pas du tout bouger. Il sait qu'il est réveillé. Il entend les bruits. Son cerveau est réveillé, mais son corps est encore endormi. Ça ne dure que quelques secondes ou minutes, mais, surtout la première fois, c'est effrayant. D'autant que la plupart des enfants à qui ça arrive n'ont jamais entendu parler de ce phénomène, parce qu'il est rare. Ça m'est arrivé deux ou trois fois quand j'avais une dizaine d'années. Je t'assure que c'est réellement angoissant.
La première fois, je ne savais pas si j'allais rester paralysée toute ma vie. Les fois suivantes, j'étais un peu plus rassurée parce que je savais que, la première fois, j'avais pu de nouveau bouger au bout de quelques minutes, mais j'avais peur quand même.

Ça fait vraiment peur. C'est pour ça que c'est important de savoir que ça peut arriver et que ce n'est pas grave du tout. C'est seulement le corps qui est un peu en retard pour se réveiller. En général, ce sont les enfants ou les adolescents qui vivent des paralysies du sommeil. Les adultes n'en font pas. Et même chez les enfants, c'est très rare.

Waouh, tu as dû avoir super peur.

Oui, mais j'ai eu beaucoup de chance parce que je n'ai pas eu d'hallucinations. Pendant ces paralysies du sommeil, il peut y en avoir. Une hallucination, c'est quand on voit, qu'on sent ou qu'on entend quelque chose qui n'existe pas. C'est notre cerveau qui croit qu'il entend, qu'il sent ou qu'il voit. Alors, imagine, tu te réveilles, tu ne peux pas bouger, tu sens que quelqu'un s'assoit sur ton lit ou tu entends des bruits bizarres.

En fait, dans ces cas-là, le cerveau est à moitié réveillé et, en même temps, il continue à rêver. Comme quand on rêve, ce qu'on voit, ce qu'on sent et ce qu'on entend nous paraissent réels. On a l'impression que ça existe vraiment.

Donc, si un jour, tu te réveilles, tu ne peux plus bouger ou, pire, tu as des hallucinations, ne t'inquiète pas. Cela ne durera que quelques secondes, ce n'est pas grave du tout et ça ne veut pas dire que tu es fou.

D'accord, mais qu'est-ce que je pourrais faire pour mieux dormir ?

Il faut faire le bilan à l'hôpital pour comprendre pourquoi tu dors mal.

C'est difficile ?

Non, tu n'auras rien à faire. Tu devras seulement dormir avec des fils collés sur ton corps et ta tête pour que des appareils puissent enregistrer des informations sur ton sommeil : combien de temps tu dors, combien de temps ton cerveau se repose et combien de temps il travaille.

D'autres capteurs installés sous ton nez mesureront à quelle vitesse tu respires. Un embout sur ton doigt mesurera ton pouls et donc à quel rythme ton cœur bat.

D'autres encore étudieront ta tension musculaire pour voir à quel moment tes muscles sont au repos. Les mouvements de tes yeux seront aussi observés, car ils peuvent donner des indications sur la façon dont tu dors.

Les médecins te poseront sans doute beaucoup de questions, à toi et aussi à tes parents et ils te feront sans doute faire une prise de sang pour voir s'il y a quelque chose d'anormal. Quand ils auront bien étudié ton sommeil, ils pourront te dire pourquoi tu dors mal et ce que tu peux faire pour mieux dormir.

Par exemple, ils pourront te conseiller de faire des exercices de relaxation au moment de te coucher ou d'aller jouer dehors le matin pour que tes yeux voient la lumière.

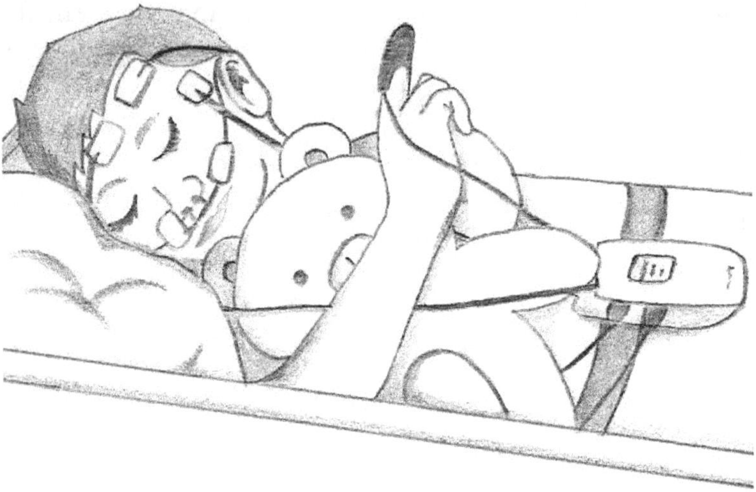

Dommage qu'il n'y ait pas aussi un enregistreur de rêves !

À quoi ça sert de jouer dehors le matin pour mieux dormir le soir ?

Des scientifiques ont fait des recherches sur le sommeil. Ils voulaient savoir pourquoi on s'endort le soir et on se réveille le matin. Ils ont placé des personnes dans un endroit où ils ne voyaient pas s'il faisait jour et où ils n'entendaient rien. Ils n'avaient pas de montre et ne pouvaient pas savoir quelle heure il était. Au bout de plusieurs jours, les chercheurs ont remarqué que ces personnes s'endormaient de plus en plus tard et, qu'au bout d'un moment, elles dormaient aussi dans la journée. Leur sommeil s'était décalé.

Quand on voit qu'il fait jour puis nuit, puis jour, puis nuit, on dort la nuit. Mais quand on ne sait plus s'il fait nuit ou jour, on peut dormir à n'importe quelle heure parce que le corps humain n'est pas programmé pour dormir toujours à la même heure. Notre sommeil n'est pas organisé sur le temps d'une journée, c'est-à-dire 24 heures, mais, selon les personnes, un peu moins ou un peu plus. C'est pour ça que certaines personnes s'endorment facilement le soir : leur cycle dure moins de 24 heures. D'autres ne sont pas fatiguées le soir parce que leur cycle dure plus de 24 heures.

Le fait de voir la lumière du jour le matin « remet un peu les pendules à l'heure », comme on dit, pour se caler sur une durée de 24 heures. La lumière envoie un message aux yeux, qui avertissent le cerveau que la journée a commencé. Quand tu sors tôt le matin pour jouer dehors, tu as plus de chances de reprogrammer ton cerveau pour t'endormir plus facilement le soir. Par contre, il ne faut pas faire le contraire. Il ne faut pas que tes yeux voient trop de lumière le soir, car ton cerveau croirait que c'est le matin. C'est surtout vrai avec les ordinateurs, car leur écran envoie de la lumière bleue, comme celle que l'on voit dehors le matin. C'est cette lumière bleue qui est la plus efficace pour dire au cerveau que c'est le matin. Et si cette lumière bleue dit à ton cerveau que c'est le matin alors qu'il est l'heure d'aller se coucher, tu comprends bien qu'il n'aura pas envie de dormir.

Le soir, j'aime bien jouer sur ma tablette. Ça fait aussi de la lumière bleue ?

Oui, sûrement, mais, de toute façon, bleue ou pas, la lumière réveille ton cerveau et t'empêche de t'endormir facilement. Si tu as du mal à t'endormir, il faut absolument que tu évites de jouer sur ta tablette avant de dormir.

La dépression

Ma tante est à l'hôpital parce qu'elle est très triste. Maman dit qu'elle fait une dépression. C'est une maladie, ça ?

La dépression est une maladie qui se passe dans la tête. On pourrait plutôt dire que c'est une maladie des émotions. Quand on va bien, on est parfois triste, gai, en colère, inquiet, déçu... On ressent différentes émotions tout au long de la journée. La plupart du temps, on est heureux, même si on est triste de temps en temps.

Quand un malade a une dépression, il n'arrive plus à ressentir autre chose que des émotions négatives. Il est tout le temps triste, fatigué, découragé. Si sa dépression est sévère, il est désespéré et pense que sa vie ne sera plus jamais agréable et intéressante. Il est persuadé qu'elle ne vaut pas la peine d'être vécue et a envie de mourir. D'ailleurs, les dépressifs se suicident parfois parce qu'ils sont trop malheureux et n'ont plus la force de croire qu'ils peuvent recommencer à aller bien. Quand quelqu'un est dépressif, il n'a plus de force et plus envie de rien.

Ce qui le rend encore plus triste, c'est que personne ne le comprend. Tout le monde lui donne des conseils qu'il ne peut pas suivre, comme « Fais des efforts », « Essaye de faire quelque chose », « Bouge-toi ». Mais il ne peut pas suivre ces conseils, il n'en a pas la force.

Ma tante n'ira plus jamais bien ?

Bien sûr que si, elle pourra aller bien, même si elle pense le contraire. Elle est hospitalisée et soignée par des psychiatres, des médecins spécialisés dans la dépression. Ils l'écoutent, l'aident à comprendre pourquoi elle est tombée malade et lui donnent des médicaments pour aider son cerveau à guérir. La dépression ne se guérit pas en une semaine comme le rhume. Il faut du temps. Ta tante guérira, petit à petit, au bout de plusieurs semaines ou plusieurs mois.

Pourquoi elle est tombée malade ?

La dépression n'arrive pas, comme ça, sans raison. Elle peut avoir différentes causes. Certaines personnes ont un cerveau qui est plus fragile parce qu'il manque de sérotonine. C'est une sorte de clé qui ouvre les portes entre les cellules, pour faire passer l'information « Je vais bien, je suis heureux ». Si vraiment il n'y en a pas assez, il existe des médicaments pour éviter que la sérotonine un peu trop vieille soit « jetée trop vite à la poubelle ». Dans notre corps, tout se renouvelle. Ce qui est trop vieux est détruit et remplacé par des cellules toutes neuves. C'est pareil pour la sérotonine, elle est remplacée régulièrement par de la nouvelle. Quand il n'y en a pas assez, un psychiatre peut prescrire un médicament qui empêche la recapture de la sérotonine. La recapture, tu peux imaginer que c'est ce qui se passe quand le camion-poubelle vient chercher les poubelles. Elles sont jetées à l'intérieur de la benne à ordures et écrasées. Dans le cerveau, c'est un peu pareil : la sérotonine est récupérée et détruite. Eh bien, certains médicaments empêchent les camions-poubelles du cerveau de venir récupérer la vieille sérotonine. Comme ça, il y a

déjà la nouvelle sérotonine et, en même temps, la vieille. Ça en fait un peu plus.
C'est malin !

Oui, mais ça ne règle pas tout. Certaines personnes ont assez de sérotonine et sont dépressives quand même, parce qu'elles ont d'autres raisons d'avoir une dépression. En fait, il y a rarement une seule cause, mais plusieurs et ce n'est pas toujours facile de comprendre pourquoi une personne tombe dans la dépression. Il y a même des gens qui ont l'air d'aller bien et qui, un jour, tout d'un coup, n'arrivent plus à se lever le matin ni à aller travailler. Dans leur tête et dans leur corps, il n'y a plus du tout de force. Quand la dépression arrive subitement, du jour au lendemain, on l'appelle un burn-out. C'est comme si la personne était en panne.

Ça fait comment, quand on est en panne ?

C'est un peu comme une voiture en panne, qui avance difficilement ou qui ne bouge plus du tout. Quand une personne est dépressive, elle n'a plus de force, elle est tout le temps fatiguée. Elle n'arrive plus à se lever et à faire les choses toutes simples qu'elle faisait d'habitude, comme se laver, s'habiller, préparer à manger, sortir faire les courses. Tout cela devient épuisant. Elle n'a plus la force ni l'envie de faire quoi que ce soit. Elle n'a même plus envie de voir des gens, ce qui la rend encore plus triste. Pour sortir de la dépression, c'est important de ne pas être seul et de voir des amis ou de la famille, mais les dépressifs ont envie de ne voir personne.

Un dépressif pense qu'il ne vaut rien, que sa vie ne vaut rien et que ça ne lui sert plus à rien de vivre. En plus de ces pensées très tristes, il peut avoir du mal à dormir, des douleurs et un manque d'appétit.

Pourquoi ils sont en panne ?

Comme je te le disais, c'est parfois compliqué de trouver les causes de la dépression. Souvent, même les malades ne comprennent pas ce qui leur arrive. Ils disent : « Mais, pourtant, j'ai tout pour être heureux, j'ai une belle maison, une femme, ou un mari que j'aime, des enfants supers, un travail que j'aime, des amis… Tout va bien, j'ai vraiment tout pour être heureux, mais je n'y arrive pas, je n'y arrive plus ».

Ah oui, alors, qu'est-ce qui ne va pas ?

Eh bien, ces personnes disent qu'elles ont tout pour être heureuses, mais il leur manque forcément quelque chose, sinon, elles seraient heureuses.

Oui, mais quoi ? Qu'est-ce qui leur manque ?

C'est là que ça se complique. Il faut parfois beaucoup de temps pour comprendre ce qui cloche et pourquoi ils en sont arrivés à tomber malade. Quand une personne a une dépression, c'est souvent parce que quelque chose ne lui convient pas dans sa vie, mais elle ne s'en rend pas compte. Bien sûr, on peut être déprimé parce qu'on est en deuil. Une personne qu'on aimait beaucoup vient de mourir et on pleure beaucoup. On se sent un peu déprimé, voire dépressif, mais ça passe généralement tout seul. Ce n'est pas une vraie maladie, c'est seulement une réaction normale après un moment très douloureux.

Je rencontre aussi beaucoup de gens qui sont dépressifs parce qu'il leur manque de la force. Tu sais, dès la naissance, il y a des enfants qui ne se font pas de souci et d'autres qui sont facilement inquiets, très timides, peu sûrs d'eux.
Dès le départ, chacun a son caractère et est plus ou moins « solide » dans sa tête. Certaines personnes sont moins solides que d'autres et plus facilement tristes et inquiètes. Ces personnes peuvent tomber en dépression parce que leur vie est un peu trop difficile et qu'elles ne sont pas assez fortes pour le supporter. Il y a aussi des gens qui n'ont pas la capacité de se sentir aimés. Même s'ils ont une famille et des amis qui les aiment vraiment, ils n'arrivent pas à le ressentir, ils ont l'impression qu'on ne les aime pas assez. Alors, tu imagines, ça n'aide pas à être heureux et à aimer la vie quand on a l'impression que personne ne nous aime.

Mais ce n'est pas vrai.

Bien sûr que ce n'est pas vrai, mais il y a pourtant beaucoup de personnes qui pensent qu'on ne les aime pas, que les autres s'en fichent d'eux, qu'elles ne comptent pas.

Pourquoi elles pensent ça ?

Parce qu'elles-mêmes ne s'aiment pas assez. Ce sont souvent des gens qui veulent que tout soit parfait, alors ils voient toujours ce qui ne va pas bien. Ils trouvent que ce qu'ils font n'est jamais assez bien et ils trouvent aussi que ce qu'ils sont n'est pas non plus assez bien. Ils se sentent nuls et comme ils pensent qu'ils ne valent rien, ils ne s'aiment pas et en concluent que les autres ne peuvent pas les aimer. Ils croient être trop nuls pour être aimés.

Beaucoup de gens, aussi, font une dépression parce qu'il y a quelque chose qui ne les rend pas heureux et qu'ils n'osent pas changer. Par exemple, ils font un travail qui ne leur plait pas, ils s'ennuient au travail ou ont l'impression que tout ce qu'ils y font ne sert à rien. Il y a des métiers où ce que les employés font ne sert pas vraiment à quelque chose, seulement à faire gagner de l'argent à l'entreprise. Par exemple, la publicité sert seulement à faire gagner de l'argent aux entreprises et aux magasins. Les publicitaires ne rendent pas service aux gens. Une personne qui aime aider et être utile aux autres peut faire un burn-out parce que son métier ne sert à rien.

Seulement pour ça ?

Oui, j'ai rencontré des personnes qui avaient fait un burn-out uniquement pour ça. Après avoir changé de métier et choisi un travail qui rend service aux autres, ces personnes ont arrêté d'être dépressives. La dépression leur a servi de signal d'alarme, pour dire : « Stop, ça ne va plus, ce n'est pas la vie que je veux ».

Il y a des gens qui sont dépressifs parce qu'ils sont trop seuls. Seuls, ça veut dire qu'ils ont l'impression que personne ne les comprend ni ne se soucie d'eux. Seuls, ça ne veut pas forcément dire qu'ils sont isolés. Parfois, ces personnes qui se sentent seules vivent avec leur conjoint et leurs enfants, mais la relation n'est pas bonne, elle ne les rend pas heureuses. L'être humain a besoin de vivre avec d'autres personnes. Il a besoin d'être écouté, aimé, compris.

C'est très important. Les personnes dépressives ont parfois trop peu de bonnes relations avec les autres.

Il y a aussi autre chose qui peut amener à la dépression : tout le monde croit qu'il faut travailler beaucoup, gagner de l'argent et acheter plein de choses, mais cette façon de vivre ne rend pas toujours heureux et ne convient pas à tout le monde. Comme tout le monde fait comme ça, les enfants croient que c'est comme ça qu'ils devront vivre plus tard et que ce qui est important, c'est d'avoir beaucoup d'argent et d'acheter plein de choses. Mais certaines personnes n'ont pas besoin de vivre comme ça. Elles n'ont pas besoin d'acheter et de posséder, elles ont besoin d'autres choses : apprendre, découvrir, faire des choses, créer, passer du temps avec ceux qu'elles aiment. En restant coincées dans une vie qui ne leur apporte pas tout ça, en continuant à penser que c'est l'argent ou les objets qu'elles achètent qui sont importants, elles tombent dans la dépression. Elles ne savent plus à quoi sert leur vie, parce que tout ce qu'elles ont fait pour remplir leur vie ne les rend pas heureuses. Ces personnes peuvent commencer à aller mieux quand elles changent de vie et de priorités. Quand elles se donnent le droit de faire ce qui leur plait. Ce sont souvent des personnes qui ont besoin d'aider les autres.

Enfin, il y a aussi la peur qui peut rendre dépressif. La crainte de perdre son travail ou de n'avoir pas assez d'argent. La peur de tomber malade ou de mourir, chez les personnes âgées. Ou une ancienne peur que la personne a ressentie il y a très longtemps, parce qu'il lui est arrivé quelque chose de grave quand elle était jeune. Ce traumatisme s'est caché dans un petit coin de sa tête et, un jour, il se réveille.

Le pire, c'est que ceux qui ont été victimes ont souvent tendance à penser qu'ils sont coupables et qu'ils ne méritent pas d'être heureux. Par exemple, une personne qui survit à un accident d'avion. Ce n'est pas de sa faute si l'avion s'est écrasé et si les autres passagers sont morts, mais cette personne risque de se sentir coupable d'être vivante alors que les autres sont morts. Et cette culpabilité peut l'empêcher d'être heureuse.

Mais ce n'est pas juste.

Non, mais c'est souvent ce qui arrive. Les chercheurs ont remarqué aussi que les gens ont plus de risques de souffrir de dépression s'ils vivent en ville, car l'être humain a besoin de la nature et des plantes pour aller bien.

Il faut faire quoi pour ne pas attraper de dépression ? Je n'ai pas envie que ça m'arrive.

Alors, choisis une vie qui te convient. Si tu as besoin d'aider les autres, évite un métier qui n'est pas assez utile. Ne choisis pas des études puis un métier qui ne te plaisent pas, uniquement parce que tout le monde te le conseille. Si tu as besoin de la nature, ne t'oblige pas à vivre dans une grande ville ou à y rester si tu ne t'y sens plus bien. Sors, prends l'air, promène-toi dans la nature, fais du sport dehors, au soleil, car c'est très important pour aller bien. Entoure-toi de gens en qui tu as confiance, à qui tu peux parler de tes problèmes, que tu aimes et qui t'aiment. Évite les gens avec lesquels tu te sens mal et qui te critiquent. Il y a beaucoup de gens sur Terre et des gens très différents les uns des autres, ça laisse beaucoup de choix pour fréquenter des personnes qui nous rendent heureux. Pour aller bien, il faut aussi ne pas penser qu'à soi. Il faut s'occuper des autres, en prendre soin et les aider, en s'inscrivant dans une association qui aide les personnes âgées ou les pauvres, en proposant d'aider les enfants des voisins à faire leurs devoirs, en apportant de l'aide aux voisins âgés... Si l'être humain vit tout seul dans son coin sans se soucier des autres, il ne peut pas être heureux.

Enfin, pour aller bien dans sa tête, c'est comme pour aller bien dans son corps, il faut bien manger, dormir assez et faire du sport.

Les troubles alimentaires

Ma grande sœur est anorexique. Elle est à l'hôpital et je ne peux pas aller la voir. Même mes parents ne peuvent la voir qu'une fois par semaine.

Dans certains hôpitaux, les médecins pensent qu'il vaut mieux que l'adolescent anorexique voit très peu sa famille parce que ça lui laisse le temps de réfléchir à sa maladie. Je ne crois pas que ce soit une bonne idée. En fait, les médecins ont longtemps pensé que si un enfant ou un adolescent avait cette maladie, c'était à cause de ses parents. Ils croyaient qu'il fallait l'éloigner de sa famille qui l'avait rendu malade, pour le guérir. On sait maintenant que ce n'est pas la famille qui rend malade. D'ailleurs, beaucoup de médecins n'empêchent plus les anorexiques de voir leur famille ou de leur téléphoner.

Je croyais que c'était une maladie contagieuse et que c'est pour ça qu'on ne pouvait pas aller la voir.

Non, l'anorexie n'est pas du tout contagieuse. Elle se passe dans la tête. Disons que c'est une façon particulière d'être malheureux. Elle touche surtout les filles quand elles sont adolescentes et presque jamais les garçons. C'est pour ça que je dis souvent « elles » quand je parle de ces malades, mais il y a aussi des garçons anorexiques. L'anorexie s'installe très discrètement : ces jeunes filles se mettent à manger de moins en moins parce qu'elles sont malheureuses ou, parfois, elles commencent un régime parce qu'elles se trouvent trop grosses, même si ce n'est pas vrai. Surtout, elles tombent malades parce qu'elles se sentent nulles et qu'elles n'ont pas confiance en elles. Après avoir perdu quelques kilos, elles reprennent confiance en elles et sont contentes d'avoir réussi à maigrir. Elles se trouvent plus jolies et plus heureuses, alors elles veulent continuer à perdre encore un kilo, puis un autre et encore un autre... C'est tellement agréable pour elles de perdre des kilos qu'elles n'arrivent plus à s'arrêter. Maigrir devient une drogue et, en même temps, ces malades développent une phobie. Une phobie, c'est quand on a très peur de quelque chose parce notre cerveau croit que c'est dangereux. Le cerveau des anorexiques se trompe, il croit que manger est dangereux alors que c'est indispensable et vital. Mais le cerveau se trompe et la personne anorexique a de plus en plus peur de manger et de grossir. Elle trouve toujours qu'elle est trop grosse alors qu'elle devient de plus en plus maigre.

Ah oui, ma sœur, c'est pareil, elle dit qu'elle est grosse. Pourtant, elle fait peur, tellement elle est maigre. Mais pourquoi elle ne le voit pas ?

Justement, c'est un des problèmes de cette maladie : la personne qui souffre d'anorexie se voit beaucoup plus grosse qu'elle ne l'est en réalité. C'est encore son cerveau qui se trompe, il croit voir un corps trop gros, même quand il est squelettique. Avec une grosse machine qui s'appelle une IRM, on peut voir ce qui se passe à l'intérieur du corps, un peu comme quand on fait des radios. Avec une IRM, les médecins ont remarqué que, chez les anorexiques, la partie du cerveau qui s'occupe de la vision ne fonctionne plus correctement, elle déforme l'image du corps. Mais quand l'anorexique guérit, son cerveau recommence à bien fonctionner et elle peut se voir comme elle est vraiment.

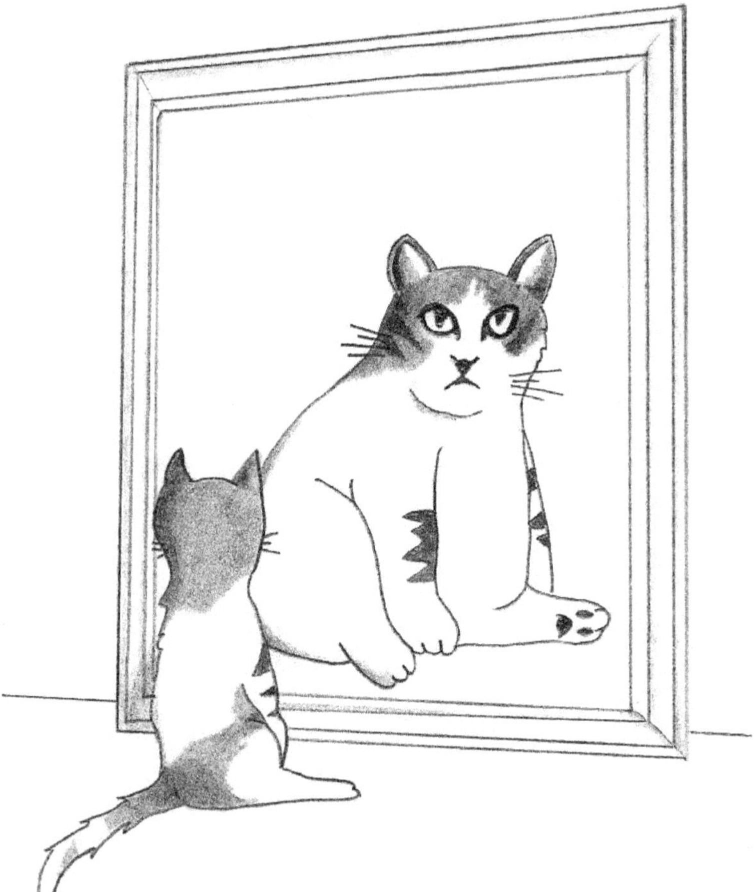

« Il a un problème, ce miroir, non ? »

Il y a un autre problème très embêtant avec les personnes anorexiques, surtout au début de la maladie, c'est qu'elles ne veulent pas croire qu'elles sont malades.

Ah oui, ma sœur se met en colère quand on lui dit qu'elle est malade. Elle dit que ce n'est pas vrai, qu'elle n'a pas de problème et qu'elle va bien, c'est seulement qu'elle n'a pas faim.

Oui, c'est ça. Les anorexiques ne veulent pas voir qu'elles ne mangent pas assez et qu'elles sont prisonnières de leur maladie. Enfin, quand je dis qu'elles ne veulent pas voir, ce n'est pas tout à fait vrai. Elles ne peuvent pas, comme si leur cerveau cherchait à leur cacher la vérité. Cette façon de ne pas voir la réalité s'appelle le déni et c'est un très gros problème parce que, tant qu'une personne anorexique refuse de croire qu'elle est malade, c'est très difficile de l'aider à guérir. Parfois, il faut plusieurs années pour qu'il n'y ait plus de déni et que les anorexiques soient capables de penser : « Oui, je suis malade, j'ai un gros problème, je me vois grosse, mais ce n'est pas vrai, j'ai besoin d'aide et je veux guérir ». Il faut du temps pour les débarrasser du déni, puis pour leur donner l'envie de guérir.

Il faut beaucoup de temps pour leur permettre de se voir telles qu'elles sont, leur réapprendre à s'aimer et les libérer de leur peur de manger. Elles ont besoin de voir des médecins spécialisés, des psychologues, des psychiatres, c'est-à-dire des médecins spécialisés dans les problèmes psychologiques et la dépression et, parfois, un psychomotricien pour apprendre à mieux connaître son corps et à le voir comme il est. C'est une maladie qui dure très longtemps, cinq ans, dix ans, parfois beaucoup plus.

Ma sœur va rester à l'hôpital plusieurs années ?

Non, elle sortira dans quelques semaines, quand elle aura compris qu'elle est malade et qu'elle aura repris un peu de poids. Peut-être qu'elle ne retournera pas tout de suite au lycée, ou pas tous les jours, parce qu'elle sera trop fatiguée et qu'elle aura plusieurs rendez-vous avec des médecins chaque semaine. Ce n'est pas parce qu'elle ne sera plus à l'hôpital qu'elle ne sera plus soignée. Elle va continuer à voir des médecins et des psychologues pendant plusieurs années. Elle va guérir tout doucement, avec parfois des rechutes, c'est-à-dire qu'elle redeviendra très malade et qu'elle aura de nouveau très peur de manger alors qu'elle avait commencé à aller mieux. Elle fera sans doute plusieurs rechutes de quelques semaines, à chaque fois un peu moins fortes. Il y a des jeunes filles qui guérissent assez vite après une hospitalisation. Pour d'autres, c'est long et plus compliqué.

J'espère que ça va l'aider d'être à l'hôpital.

C'est important d'hospitaliser les jeunes anorexiques. Parfois, ça suffit à les faire guérir, ça leur fait comme un déclic. Même si ça ne suffit pas, ça les aide à se rendre compte qu'elles sont vraiment malades et que tout le monde s'inquiète pour elles. Quand vraiment elles sont trop maigres et qu'elles n'arrivent pas à manger, les médecins décident de les nourrir par sonde. C'est un long tuyau qu'ils enfilent par le nez, jusqu'à l'estomac. La nuit ou même la journée quand leur poids est trop faible, elles sont nourries par ce tuyau qui amène une nourriture liquide directement dans leur estomac. En général, prendre de la nourriture de cette façon les gêne un peu moins parce qu'elles n'ont pas tout à fait l'impression de manger.

Tu sais, souvent, les personnes anorexiques ont honte de manger et se sentent coupables, comme si elles faisaient quelque chose de mal. Quand elles reçoivent de la nourriture par la sonde, elles culpabilisent un peu moins. C'est plus facile pour elles de reprendre du poids. La sonde aide beaucoup les malades qui ont vraiment envie de guérir et qui n'arrivent pas à se forcer à manger plus. Et lorsque ces malades ont perdu beaucoup trop de poids et risquent de mourir, on peut même dire que la sonde leur sauve la vie.

Je ne comprends pas pourquoi elle est tombée malade. Dans notre famille, on est heureux et c'est la petite princesse de papa.

Oui, comme je te l'ai dit, ce n'est pas à cause de leur famille que certaines jeunes filles deviennent anorexiques. La plupart du temps, elles ont des parents qui les aiment et qui s'en occupent bien. C'est une maladie qui a plusieurs causes et ce n'est pas facile de savoir exactement pourquoi une jeune fille devient anorexique. Les relations avec les parents ont une petite influence quand même, car les parents font de leur mieux pour s'occuper de leurs enfants, mais ils ne sont pas parfaits et font des erreurs. Parfois, sans le vouloir, ils disent des choses qui vexent, qui culpabilisent, qui inquiètent… Mais ça ne suffit pas à devenir anorexique.

Apparemment, il y a des causes génétiques : le risque d'avoir cette maladie est « écrit » dans les cellules des malades. Ça veut dire que, dès la naissance, certains enfants ont plus de risques de devenir anorexiques. Les médecins ont remarqué que, souvent, dans les familles des jeunes filles anorexiques, il y a déjà eu d'autres anorexiques : la mère, les tantes, les sœurs, les cousines…

Et, si une jeune fille anorexique a une vraie jumelle, c'est-à-dire une jumelle qui lui ressemble beaucoup, cette jumelle a beaucoup de risques d'être, elle aussi, anorexique.

En France, comme dans de nombreux pays, les publicités peuvent augmenter le risque que les jeunes filles deviennent anorexiques, car elles montrent des femmes minces ou même maigres. Tout le monde pense alors qu'une femme doit être très mince pour être belle.

Parmi les causes, il peut aussi y avoir des problèmes avec les amis, des notes qui baissent à l'école. Beaucoup de personnes anorexiques sont perfectionnistes et se font souvent du souci. Elles veulent que tout ce qu'elles font soit parfait, elles veulent toujours avoir de très bonnes notes. Pourtant, au lycée, ce n'est pas possible d'avoir toujours des notes excellentes. Pour se rassurer, elles ont envie d'avoir un corps parfait.

Mais, ma sœur, elle était déjà parfaite, elle n'avait pas besoin d'essayer d'être encore plus parfaite.

La plupart des jeunes filles qui deviennent anorexiques ont été des petites filles puis des adolescentes très sages et appliquées dans leur travail. Tout le monde les trouve parfaites, sauf elles. Même si elles sont parfaites, elles ne le voient pas, elles se trouvent nulles.

Il y a aussi des jeunes filles qui ont vécu des choses très difficiles quand elles étaient enfants. Des gens leur ont fait du mal ou elles ont eu un accident très grave. Ce traumatisme peut expliquer qu'elles tombent malades. Des chercheurs essayent de comprendre pourquoi il y a des personnes qui ont cette maladie. Ils pensent que, chez certaines, mais peut-être pas toutes, il y aurait un problème dans le fonctionnement de leur cerveau. Certaines hormones ne feraient pas bien leur travail. Les hormones, ce sont des molécules qui donnent des ordres à certains endroits du corps. Chez certaines anorexiques, il y aurait un problème avec les hormones qui s'occupent de la faim.

Les anorexiques n'ont pas faim ?

Le mot anorexie veut dire absence de faim, mais il est mal choisi, car, si, elles ont très faim, même si elles disent qu'elles n'ont pas faim. Elles mentent à tout le monde et à elles-mêmes. C'est encore une forme de déni ; elles ne peuvent pas reconnaître qu'elles ont faim. Quand elles commencent un peu à guérir, elles savent qu'elles ont faim, mais refusent encore de l'avouer et, malgré une faim terrible, elles n'arrivent pas à manger plus.

Je ne comprends pas comment on peut avoir faim et ne pas manger.

C'est une maladie très compliquée et difficile à comprendre. Malheureusement, il ne suffit pas de dire à une personne anorexique : « Mange, puisque tu as faim, et tu guériras ». Elle a faim, mais elle ne peut pas manger. Sa maladie l'empêche de manger. Elle mange un peu, mais vraiment pas assez.

Pourquoi Maman n'arrête pas de lui demander si elle vomit ?

Les anorexiques veulent à tout prix maigrir. Elles mangent le moins possible et, en plus, certaines font beaucoup de sport pour dépenser des calories. Il y en a aussi beaucoup qui se font vomir après avoir mangé, pour se vider l'estomac et pour que la nourriture qu'elles ont mangée ne les fasse pas grossir. Je pense que c'est pour ça que ta maman lui pose cette question.

Ce n'est pas pareil pour tout le monde, l'anorexie ?

Non, certaines jeunes filles mangent très peu uniquement. D'autres mangent très peu, font beaucoup de sport et vomissent. Certaines mangent très peu lorsqu'elles sont seules, mais font des repas normaux si elles mangent avec leur famille ou à la cantine, afin qu'on ne voit pas qu'elles se privent de nourriture. Ensuite, elles se font vomir pour éliminer les aliments qu'elles ne voulaient pas absorber.

Parfois, après avoir mangé très peu, certaines malades se mettent à manger beaucoup. L'anorexie fait partie d'un groupe de maladies qui s'appellent TCA, troubles du comportement alimentaire. Ça veut dire que les malades ont des problèmes avec la nourriture. Il n'y a pas que l'anorexie. Il y a aussi l'hyperphagie. C'est le fait de manger énormément et de grossir beaucoup.

Enfin, il y a la boulimie, qui consiste à manger énormément puis à se faire vomir. Les boulimiques ont des crises. Tout d'un coup, elles se mettent à manger beaucoup. Elles ne peuvent pas s'en empêcher. Elles mangent tout ce qu'elles trouvent, en grande quantité. Il y en a même qui mangent la nourriture du chien ou du chat. Ensuite, elles vomissent. Ces malades ne sont pas grosses et leur maladie ne se voit pas, mais elles sont très malheureuses et ont honte de vomir.

Après avoir été anorexique, une malade peut devenir boulimique et le rester ou redevenir anorexique. Elle peut aussi guérir, heureusement.

Ma sœur doit être triste. Qu'est-ce que je peux faire pour l'aider ?

Elle a besoin avant tout d'être soutenue, car ce qu'elle traverse est très difficile. Ce n'est pas une maladie qui donne des douleurs, mais elle rend malheureux. Tu peux la soutenir en lui disant que tu t'inquiètes pour elle, que tu l'aimes très fort et que tu espères qu'elle va vite guérir. Si tu n'oses pas le lui dire, tu peux lui écrire une lettre ou un poème.

Il faut aussi éviter de lui faire des réflexions qui pourraient la décevoir ou la vexer, comme « Mais pourquoi tu n'arrives pas à manger ? » ou « Arrête de dire que tu es grosse, ce n'est pas vrai ». Ces phrases n'ont pas l'air d'être méchantes, mais elles peuvent donner l'impression à une personne anorexique qu'on ne la comprend pas et qu'on la juge. Ces phrases peuvent la blesser.

Par contre, tu peux lui dire : « C'est normal que tu te voies grosse, même si tu es maigre. Ça fait partie de ta maladie, c'est ton cerveau qui se trompe, mais ça va s'arranger, ne t'inquiète pas ».

L'épilepsie

Mon petit frère a un élève handicapé dans sa classe. L'autre jour, il a fait une crise d'épilepsie, il est tombé et il tremblait. C'est grave ?

Pas forcément. Parfois, un enfant fait une seule crise, à cause de la fièvre ou d'un médicament. Dans ce cas, ce n'est pas grave parce qu'il n'en refera peut-être plus jamais. Par contre, quand un enfant est épileptique, c'est plus grave. Les crises d'épilepsie sont rarement mortelles, mais l'enfant peut se blesser et même se tuer en tombant. Quand la crise arrive, il ne la sent pas, il ne peut pas se protéger, par exemple s'asseoir s'il est debout. Si l'élève qui est dans la classe de ton frère est handicapé, il est sûrement épileptique. Ça veut dire que son cerveau a un problème et qu'il fera d'autres crises d'épilepsie.

Pourquoi il est tombé ?

Une crise d'épilepsie, c'est un peu comme un orage dans le cerveau. Selon l'endroit où il a lieu, il y a des fonctions qui ne peuvent plus faire leur travail. Par exemple, si la partie du cerveau qui s'occupe de nous faire tenir debout est dans la zone de l'orage, on ne peut plus tenir debout et on tombe. Un orage, dans le ciel, c'est une accumulation d'électricité. Une crise d'épilepsie, c'est un peu pareil, car figure-toi que

les informations, dans le cerveau, se déplacent grâce à de l'électricité.
Je ne savais pas qu'on était des appareils électriques.

Et pourtant, il y a un peu d'électricité dans notre corps. C'est pour ça qu'on peut prendre des coups de jus, des décharges électriques. Un objet qui ne contient pas du tout d'électricité, comme une pierre ou du plastique, ne peut pas transmettre l'électricité.

Alors là, première nouvelle !

Eh oui, dans notre corps, les cellules communiquent entre elles. Elles se passent des messages. Par exemple, le cerveau utilise toute une chaîne de cellules pour envoyer l'ordre aux muscles de nos jambes de bouger pour nous permettre de marcher. Ces messages sont sous la forme de minuscules décharges électriques qui se déplacent grâce aux nerfs. Quand cette activité électrique augmente fortement, cela déclenche une crise d'épilepsie.

Quand une personne fait une première crise, le médecin enregistre l'activité électrique de son cerveau pour vérifier s'il y a vraiment un problème, si la personne est épileptique ou si elle fait seulement une crise à cause d'autre chose. L'examen qui sert à enregistrer l'activité électrique du cerveau s'appelle un EEG, un électroencéphalogramme.

L'encéphale, c'est le cerveau. Pour réaliser un EEG, le médecin pose des électrodes sur la tête. Elles tiennent en place grâce à un produit gluant qui colle légèrement et qui aide l'appareil à mieux enregistrer l'activité électrique de l'encéphale, c'est-à-dire du cerveau.

Pourquoi on peut faire une seule crise sans être épileptique ?

Quand le corps d'une personne a un gros problème, ça peut déclencher une crise. Par exemple, un diabétique qui fait un malaise parce qu'il manque de sucre, peut avoir aussi une crise d'épilepsie. Certains médicaments peuvent donner des crises, ainsi que des produits toxiques, la drogue, l'alcool en grande quantité, une forte fièvre... Mais rassure-toi, c'est très rare.

Quand on fait une crise à cause de ça, on n'est pas épileptique et on ne fera pas d'autres crises ?

Normalement, une personne qui ne fait qu'une crise n'est pas épileptique et elle n'a pas plus de risques de faire une deuxième crise qu'elle en avait d'en faire une première. C'est un accident. Et, comme tous les accidents, ils peuvent arriver plusieurs fois, mais ça ne veut pas dire que la personne est épileptique si elle ne fait qu'une ou deux crises, espacées de plusieurs années et si, à chaque fois, elle avait une bonne raison d'en faire une.

Pourquoi il y a des gens épileptiques ?

L'épilepsie touche surtout les enfants, les adolescents et les personnes âgées. La plupart des enfants qui font des crises d'épilepsie seront ensuite tranquilles à l'âge adulte. En général, quand le cerveau a fini de grandir, les crises sont beaucoup plus rares. Souvent, les enfants épileptiques sont ceux qui ont une maladie génétique ou d'autres personnes épileptiques dans leur famille. L'épilepsie peut aussi apparaître à cause d'une malformation du cerveau, d'une

tumeur ou d'un autre problème qui abîme une zone du cerveau, comme un AVC ou une infection, par exemple une méningite.
C'est quoi ?

C'est une infection des méninges, l'espèce de peau qui entoure le cerveau. Elle peut être causée par des virus ou des bactéries. Lorsque c'est une méningite virale, elle n'est pas trop grave et guérit souvent toute seule. Par contre, s'il y a une bactérie, c'est une maladie grave qui peut être mortelle. Le malade doit prendre des antibiotiques en urgence. Il y a différentes bactéries qui peuvent provoquer une méningite. C'est une maladie très rare et il existe des vaccins pour certaines formes de méningites.

Les épileptiques font souvent des crises ? On ne peut pas les empêcher ?

Il existe des médicaments qui sont efficaces, mais pas pour tous les malades. Environ un malade sur trois n'est pas débarrassé de son épilepsie avec les médicaments. J'ai connu un enfant qui avait une maladie génétique qui lui donnait beaucoup de crises d'épilepsie. Il prenait trois médicaments différents, mais ils ne suffisaient pas à empêcher les crises. Il en faisait plusieurs par jour. C'est vraiment un cas extrême. En général, les crises sont beaucoup plus rares. Certains malades n'en ont que quelques-unes par an.

D'ailleurs, les épileptiques ne font pas forcément des crises. Parfois, ils ont seulement des absences. Pendant quelques secondes, leur cerveau ne « répond plus », il fait une pause. Ces malades arrêtent de penser et ne se rendent même pas compte que pendant quelques secondes, ils ne sont « pas là ». Ces absences peuvent être très nombreuses, plusieurs dizaines par heure.

Tout ça ?

Oui, j'ai connu un petit garçon qui en faisait environ 80 par heure. Ces absences ne le gênaient pas, il ne s'en rendait pas compte, mais il n'arrivait pas bien à écouter sa maîtresse et à faire son travail à l'école. Son cerveau faisait sans cesse des pauses de quelques secondes. Il écoutait la maîtresse en pointillé.

La grosse crise d'épilepsie est parfois appelée le grand mal. Les absences, c'est ce qu'on appelle le petit mal, parce que c'est beaucoup moins gênant. Entre les deux, il peut y avoir des mini-crises où, pendant quelques secondes ou quelques minutes, le malade, par exemple, ne peut plus bouger une partie de son corps. Il peut se rendre compte, au début, que quelque chose ne va pas puis il a une absence. Les autres, autour de lui, ne voient pas toujours qu'il fait une crise parce qu'elle est légère et qu'elle passe très vite. Par contre, la vraie grosse crise d'épilepsie, on ne peut pas ne pas la remarquer. Le malade tombe et perd connaissance. Si on lui parle, il n'entend pas, ne répond pas, ne réagit pas. Il peut aussi faire pipi dans sa culotte, car ses muscles se relâchent et ne retiennent plus sa vessie fermée. Ses yeux se retournent. Il peut être tout raide ou trembler. Parfois, il bave.

Au bout de quelques minutes, l'orage est passé, mais le malade peut être fatigué et avoir du mal à se concentrer.

Il n'y a rien à faire quand les médicaments ne peuvent pas les guérir ?

Si l'épilepsie est toujours au même endroit, dans une petite zone et qu'il est possible d'enlever cette petite partie du cerveau sans que ce soit dangereux, les médecins peuvent proposer une opération chirurgicale pour enlever cette toute petite partie dans laquelle il y a des orages. Certaines personnes pensent aussi que le régime cétogène peut diminuer le nombre de crises. Le régime cétogène, c'est une façon différente de manger, en supprimant les glucides, les sucres, les pâtes, le pain et en mangeant surtout des aliments gras. Le petit garçon que j'ai connu, qui faisait beaucoup de crises à cause d'une maladie génétique, avait essayé ce régime et ça ne marchait pas tellement bien sur lui. Peut-être qu'il est efficace sur d'autres personnes.

Il devait être très malheureux.

Je ne sais pas s'il s'en rendait compte. À force d'avoir des crises d'épilepsie, son cerveau était comme endormi. C'était un enfant intelligent, mais il n'arrivait pas à apprendre, à se concentrer, à écouter vraiment ce que les maîtresses lui expliquaient. C'était comme si son cerveau était beaucoup trop fatigué pour être efficace. Une crise d'épilepsie n'est pas très grave, mais quand un enfant en fait souvent, elles finissent par abîmer son cerveau.

Les maladies psychiatriques

C'est quoi, la folie ? Ça existe vraiment ?

Oui, à une époque, la folie désignait les maladies du cerveau qui font délirer. Elle existe toujours, mais ne s'appelle plus comme ça. Les premiers psychiatres étudiaient ces maladies et cherchaient comment les soigner. Ils ne savaient pas trop quoi faire alors ils enfermaient les malades dans des asiles de fous, car ils n'étaient pas capables de vivre avec les autres. Ils ne savaient pas s'occuper d'eux et pouvaient être dangereux.

Aujourd'hui, on connaît un peu mieux ces maladies. Elles ne s'appellent plus folie, mais sont regroupées sous le terme de maladies psychiatriques. Elles portent différents noms, comme la schizophrénie, les bouffées délirantes, la psychose... Il existe maintenant des traitements pour aider le cerveau à mieux fonctionner et réduire les symptômes. Les malades psychiatriques peuvent parfois mener une vie presque normale, travailler et élever des enfants. Il n'y a plus beaucoup de vrais « fous », c'est-à-dire de personnes qui disent n'importe quoi tout le temps, qui ne se rendent pas compte de la réalité, qui délirent ou qui ont des hallucinations. Dans ce cas où le malade est délirant, on parle de démence. C'est le mot moderne qui remplace celui de folie. Ce sont surtout les personnes très âgées qui risquent d'être démentes, quand leur cerveau est trop usé.

On parle alors de démence sénile, car sénile, ça veut dire vieux.
Les autres malades psychiatriques ont différents symptômes plus ou moins gênants, mais ils ne délirent pas tout le temps. Ils ne sont pas déments.

Pourquoi les gens ont-ils ces maladies ?

Il n'est pas toujours possible de savoir exactement pourquoi une personne, le plus souvent un adolescent ou un jeune adulte, développe une maladie mentale. Il semblerait que la consommation de drogue puisse déclencher une maladie chez quelqu'un qui avait déjà des risques d'en avoir une. Mais on ne sait pas trop pourquoi certaines personnes ont plus de risques que d'autres d'avoir une de ces maladies. Certains psychiatres expliquent qu'il s'agit d'un mauvais fonctionnement dans le cerveau. D'autres disent que c'est à cause de la relation entre la mère et le tout petit bébé. Cette mauvaise relation n'a pas permis à l'enfant de développer correctement sa personnalité. D'autres médecins, encore, disent que c'est à cause d'un déséquilibre du microbiote. Les malades n'ont pas les bons microbes dans leur intestin ; celui-ci ne fonctionne pas bien et laisse passer des produits toxiques dans le sang. Ces substances toxiques voyagent dans le sang et montent polluer le cerveau. Il y a sans doute plusieurs causes, c'est pourquoi tous ces médecins ont peut-être raison.

Comment ça fait quand on a une maladie psychiatrique ?

Le plus souvent, il y a des délires et des hallucinations. La personne a des idées bizarres, par exemple, elle se croit en danger ou imagine qu'elle est quelqu'un d'autre. Elle a des hallucinations, elle voit des choses qui ne sont pas vraiment devant elle. Les autres ne voient rien, c'est son cerveau qui se trompe et qui lui fait voir ou entendre des choses qui n'existent pas. Ça peut être très dangereux, parce que, parfois, ces malades croient entendre une voix qui leur demande de tuer quelqu'un.

Et ils le font ?

Oui, parfois, ils le font. Ensuite, au procès, ils racontent que ce n'est pas de leur faute s'ils ont tué, c'est une voix qui le leur a demandé.

La maladie psychiatrique la plus fréquente est la schizophrénie. Il paraît qu'il y a une personne sur cent, dans le monde entier, qui est schizophrène. C'est une maladie grave, mais il y a des médicaments qui permettent de la soigner assez efficacement. Ils ne la guérissent pas, mais, tant que le malade prend ses médicaments correctement, il peut vivre presque normalement. C'est une maladie qui apparaît autour des vingt ans de la personne. Les médecins pensent qu'elle vient d'un problème dans le cerveau, au niveau du passage des informations entre les neurones.

Pendant longtemps, on pensait que les schizophrènes avaient un dédoublement de la personnalité, c'est-à-dire qu'ils étaient deux personnes en même temps dans leur tête, mais on sait aujourd'hui que ce n'est pas ça du tout. Le dédoublement de personnalité existe, mais c'est très rare et ce n'est pas de la schizophrénie.

Alors, c'est comment, la schizophrénie ?

Les schizophrènes peuvent avoir différents symptômes, comme des problèmes de concentration ou de mémoire, des difficultés à avoir envie de faire des choses, à être avec les autres et à dire ce qu'ils pensent. Et, surtout, ils ont des hallucinations et des idées délirantes, souvent paranoïaques. Paranoïaque, ça veut dire qu'ils croient qu'on veut leur faire du mal. Ils sont persuadés qu'on les espionne, qu'on veut les voler, les tuer. Parfois, leurs idées délirantes leur font croire que la télé les surveille ou leur envoie des messages, qu'ils sont quelqu'un d'autre, par exemple Napoléon, ou qu'ils ont des pouvoirs surnaturels. Certains disent n'importe quoi et on ne comprend rien à ce qu'ils racontent. Ces symptômes sont aussi ceux que l'on retrouve chez les personnes âgées qui souffrent de démence sénile.

Ces malades ont parfois besoin d'être hospitalisés dans un hôpital psychiatrique, mais, le plus souvent, ils ont une vie quasiment normale grâce aux médicaments qui « remettent en ordre » leur cerveau. Ce qui est compliqué dans cette maladie, c'est que, parfois, le malade ne veut pas croire qu'il est malade alors il ne veut pas prendre ses médicaments, car il dit qu'il n'en a pas besoin et qu'il n'a aucun problème.

Et les autres maladies ?

Aujourd'hui, pour désigner la folie, on parle de psychose. Il en existe plusieurs formes, qui ont les mêmes symptômes, les pensées délirantes et les hallucinations. La plus connue est ce qu'on appelait auparavant la psychose maniaco-dépressive. Aujourd'hui, on parle de trouble bipolaire. Ce mot veut dire deux pôles, deux côtés. En effet, dans cette maladie, il y a deux façons contraires d'être malade. Par moments, le malade est très triste et déprimé, il n'a plus de force et n'a plus envie de rien faire, ce qui correspond au côté dépressif de l'ancien mot. À d'autres moments, il devient tout excité, il parle beaucoup, il a envie de faire plein de choses et il fait n'importe quoi, comme dépenser beaucoup d'argent ou prendre des risques. C'est le versant maniaque du mot maniaco-dépressif. Entre les deux, il peut aussi être normal pendant quelque temps.

Il y en a d'autres ?

Parmi les autres maladies connues, il y a aussi les TOC, les troubles obsessionnels compulsifs qui obligent à faire toujours une même chose, sans pouvoir s'en empêcher, comme se laver les mains sans arrêt. Les malades sont persécutés par des pensées qui leur font très peur et par le besoin de refaire toujours les mêmes gestes. C'est une maladie qui commence souvent à l'adolescence et qui empêche de vivre normalement. Le malade passe son temps à s'occuper de ses obsessions, à refaire toujours les mêmes choses, se laver les mains, vérifier que la porte est bien fermée à clé, regarder si ses pas sont bien réguliers avant d'entrer dans une pièce, compter jusqu'à un certain nombre, sinon, il faut recommencer. Tout ça lui prend énormément de temps et le rend malheureux. Même s'il sait que c'est inutile, il ne peut pas s'en empêcher parce qu'une partie de son cerveau réagit comme s'il courait un grand danger s'il ne faisait pas tout ça.

C'est horrible. Ce se soigne ?

Oui, heureusement. Il existe des méthodes qui sont très efficaces pour débarrasser le malade de ses TOC, mais ça lui demande beaucoup d'efforts. Le psychologue lui apprend seulement comment s'en débarrasser et c'est lui qui doit faire le travail. C'est une guérison qui est très difficile, car si le malade ne suit pas ses TOC, par exemple s'il ne se lave pas les mains alors qu'il se sent obligé de le faire, c'est très angoissant pour lui. Il a très peur et ne peut pas s'empêcher d'avoir peur.

Pourquoi ça lui fait si peur ?

Dans notre cerveau, il y a une zone qui sert à nous protéger. C'est ce qu'on peut appeler l'instinct de survie. C'est comme s'il y avait des surveillants qui guettaient en permanence pour détecter le moindre danger. Quand un danger est repéré, l'instinct de survie déclenche la peur pour qu'on s'éloigne, qu'on parte en courant, qu'on se protège. Par exemple, quand on marche seul dans la rue la nuit et qu'on entend un bruit bizarre, on a peur, parce que notre instinct de survie conclut que, la nuit quand on est seul, un bruit bizarre peut constituer un danger.

Parce que se protéger et sauver notre vie est le plus important, l'instinct de survie prend les commandes et empêche l'autre partie du cerveau, celle qui sert à réfléchir, de donner son avis. Quand on est en danger, il faut réagir vite, on n'a pas le temps de réfléchir. Et quand il nous empêche de réfléchir, on est prisonnier de l'avis de l'instinct de survie. C'est pour ça qu'une personne qui a des TOC ne peut pas faire autrement que suivre les ordres de son instinct de survie, même si elle réfléchit et qu'elle sait qu'il n'y a pas de danger si elle ne se lave pas les mains toutes les cinq minutes. C'est son instinct de survie qui commande, pas son intelligence.

C'est comme un dictateur.

Oui, si tu veux, sauf que, dans ce cas, son instinct de survie veut seulement la protéger et non lui faire de mal. Le problème, c'est que, parfois, il se trompe. Il croit qu'une chose est dangereuse alors qu'elle ne l'est pas du tout. Un jour, on ne sait pas trop pourquoi, l'instinct de survie se met à croire qu'il y a un danger à cause de tous ces microbes qui nous entourent et que la personne va mourir si elle ne se lave pas les mains sans arrêt. Même si elle sait que tout le monde vit entouré de microbes et que ce n'est pas un problème, elle ne peut pas faire autrement que se laver les mains. Elle n'arrive pas à s'en empêcher, sinon, elle est angoissée, elle a très peur.

Qu'est-ce qu'il faut faire pour se débarrasser des TOC ?

Il faut démontrer au cerveau qu'il se trompe et qu'il n'y a pas de danger. Ça prend du temps et ça demande beaucoup d'efforts, mais ça vaut le coup. Le psychologue apprend tout d'abord à contrôler l'angoisse. Quand on a peur, on respire vite et on a le cœur qui bat aussi plus vite. Notre cerveau sait que la respiration rapide est associée au danger. Alors, on peut faire croire au cerveau qu'il n'y a plus de danger en respirant très doucement. C'est donc la première chose à faire, s'entraîner à respirer doucement quand on a peur. Il existe des applications qui aident à s'entraîner, avec, par exemple une petite bulle qui monte et qui descend. On inspire, on fait entrer l'air dans nos poumons pendant que la bulle monte et on expire, on rejette l'air pendant que la bulle descend. Cela s'appelle la cohérence cardiaque. Si on tape ces mots sur Internet, on trouve plusieurs applications qui aident à contrôler la respiration.

Quand on arrive bien à respirer doucement, il faut s'entraîner à respirer moins vite quand on a peur. Alors le psychologue demande au malade de ne pas se laver les mains assez longtemps pour qu'il commence à avoir peur, puis il doit respirer de plus en plus doucement pour diminuer sa peur. Quand il y arrive bien, il doit rester de plus en plus longtemps sans se laver les mains. À chaque fois qu'il reste plus longtemps sans se laver les mains, il envoie un message rassurant à son instinct de survie. Il lui dit : « Tu vois, je ne me suis pas lavé les mains et il ne m'est rien arrivé. Je ne suis pas mort. Tu t'étais trompé.
Tu vois bien que si je ne me lave pas les mains souvent, ce n'est pas dangereux, je ne risque pas de mourir. Alors, arrête de me faire peur pour rien ».

C'est une méthode qui s'appelle TCC, thérapie cognitive et comportementale. Elle est efficace pour soigner les TOC et aussi les phobies. Une phobie, ce n'est pas aussi embêtant et ce n'est pas considéré comme une maladie psychiatrique. C'est une peur importante qui ne sert à rien. Par exemple, une personne a très peur des chiens et n'aime pas aller dans la rue parce qu'elle risque d'en croiser. Le psychologue lui demande de se confronter à sa peur avec des exercices de plus en plus difficiles et, à chaque fois, « d'effacer » sa peur en respirant doucement. Au début, le patient doit seulement penser à un chien. Quand il réussit à ne plus avoir peur quand il y pense, on lui demande de regarder une photo de chien, puis une vidéo qui en montre un, puis de s'approcher d'un vrai chien. Il y arrive petit à petit parce que son cerveau comprend, après chaque exercice, qu'il n'y a pas de danger. Il a pensé à un chien et n'est pas mort. Il a regardé la photo d'un chien et n'est pas mort. Il s'est approché d'un chien et il ne lui est rien arrivé. Il n'y a pas de danger, même si certains chiens peuvent mordre et sont dangereux. Ça ne sert à rien d'avoir peur tout le temps de tous les chiens. Quand le cerveau a compris ça, la phobie disparaît.

Se débarrasser d'une phobie et surtout d'un TOC, c'est retrouver sa liberté et une vie normale. Contrairement à la plupart des maladies psychiatriques, les TOC peuvent guérir complètement.

Les maladies neurodégénératives

Ma voisine est très vieille et elle ne me reconnaît plus. Maman dit qu'elle a la maladie de Zaillemeur.

Elle a sans doute la maladie d'Alzheimer. C'est une maladie qui touche les personnes âgées de plus de 65 ans, surtout après 80 ans. Elle est due à une usure anormale de leur cerveau. Beaucoup de leurs neurones, les cellules du cerveau et du système nerveux, meurent trop tôt. Leur cerveau ne fonctionne plus correctement.

Pourquoi elles meurent, ces cellules ?

Il semblerait que des plaques de protéines viennent se coller entre les neurones et les fassent mourir. Les médecins ne savent pas encore très bien pourquoi et ce qu'il se passe vraiment. En tout cas, les neurones meurent.

La maladie d'Alzheimer fait partie des maladies neurodégénératives. Dégénérer, ça veut dire être de plus en plus en mauvais état. Il y a quelques maladies qui sont causées par une dégénérescence, par une détérioration d'une partie du corps ou du cerveau. La maladie d'Alzheimer est la plus fréquente. Elle touche beaucoup de personnes âgées. Leur cerveau est abîmé par l'âge ou autre chose, par exemple certains médicaments, et est de moins en moins efficace.

Au début, c'est surtout la mémoire qui ne fonctionne plus correctement, puis d'autres fonctions se perdent. Les neurones commencent à mourir dans la zone du cerveau qui s'occupe de la mémoire, mais, ensuite, tous les neurones meurent trop vite, partout dans le cerveau. Les capacités du malade sont de moins en moins bonnes, elles dégénèrent. Comme toutes les maladies neurodégénératives, la maladie devient de plus en plus grave et le malade est de plus en plus handicapé.

Oui, c'est vrai. Au début, ma voisine me reconnaissait, mais elle nous posait des questions qu'elle nous avait déjà posées juste avant. Elle oubliait plein de choses.

Cette maladie commence par des pertes de mémoire, par moments, mais pas toujours. Les malades oublient ce qu'ils viennent de faire ou ce qu'on vient de leur dire. Par contre, ils se rappellent ce qu'ils ont fait ou appris il y a longtemps. Leurs souvenirs d'enfance sont encore là. Mais seulement au début, parce qu'ensuite, ils oublient aussi ces souvenirs anciens.

Ils ne reconnaissent plus les gens ou seulement leurs enfants. À la fin, ils oublient aussi comment vivre normalement : ils ne savent plus se faire à manger, s'occuper d'eux, faire certains gestes, parler, aller quelque part sans se perdre, aller aux toilettes… Ils ne peuvent plus vivre seuls. Une personne doit rester sans cesse avec eux ou alors ils doivent aller vivre dans un EHPAD, une maison de retraite pour les personnes dépendantes, c'est-à-dire qui ont tout le temps besoin d'aide, qui dépendent des autres.

Il n’y a pas de traitement pour empêcher les neurones de mourir, mais quelques médicaments apportent une petite aide.

Il y a d’autres maladies comme ça ?

Oui, il y a aussi la maladie de Parkinson. Après la maladie d’Alzheimer, c’est la plus fréquente, mais elle est quand même beaucoup plus rare. C’est aussi une maladie dans laquelle les neurones sont détruits, mais ce ne sont pas les mêmes neurones, c’est pour ça que c’est différent de la maladie d’Alzheimer. Ce sont les neurones à dopamine qui meurent trop vite. Ils se trouvent dans la zone du cerveau qui est appelée substance noire, au centre du cerveau. Ces neurones ont un travail particulier, ils produisent de la dopamine. C’est un neurotransmetteur, c’est-à-dire une sorte de clé. La dopamine « ouvre les portes » entre les neurones, pour laisser passer des messages qui servent à donner l’ordre aux muscles de bouger. Chez une personne qui a la maladie de Parkinson, les neurones de la substance noire meurent. Il n’y a plus assez de dopamine puisqu’il y a moins de neurones qui sont capables d’en fabriquer. S’il y a moins de dopamine, il y a moins de « clés » pour ouvrir les passages entre les neurones et faire passer les informations nécessaires pour bien bouger son corps.

Au lieu de toucher la pensée et la mémoire, la maladie de Parkinson perturbe le corps. Le malade est plus lent, il a du mal à faire certains mouvements et il peut trembler beaucoup. Tous les malades n’ont pas les mêmes symptômes. Certains tremblent beaucoup et d’autres pas du tout. Il peut y avoir aussi d’autres symptômes comme des difficultés pour dormir, des douleurs et même, parfois, une dépression, parce que la dopamine permet aussi de ressentir le plaisir.

C'est une maladie qui se soigne, contrairement à la maladie d'Alzheimer. Des médicaments permettent de diminuer les symptômes, mais ne guérissent pas le malade. Heureusement qu'on peut un peu limiter les problèmes qu'amène cette maladie parce qu'elle peut apparaître entre 50 et 60 ans, chez des personnes qui sont encore assez jeunes.

Qu'est-ce qui donne cette maladie ?

C'est le même problème que pour la maladie d'Alzheimer : on ne sait pas vraiment. Les médecins pensent qu'il y a un effet de la pollution, des médicaments ou de la drogue chez ceux qui en prenaient beaucoup. C'est souvent comme ça pour les maladies neurodégénératives. On pense qu'elles ont plusieurs causes en même temps, un peu génétiques et surtout environnementales, c'est-à-dire à cause de la pollution de l'environnement dans lequel le malade vit.

Il n'y en a pas d'autres, des maladies neurodégénératives ?

Oh si, il y en a d'autres. Il y a la maladie de Charcot, du nom du médecin français qui l'a découverte et qui s'appelait Charcot. Cette maladie s'appelle aussi SLA, sclérose latérale amyotrophique. Les muscles deviennent de plus en plus faibles puis se paralysent. Le malade peut seulement bouger ses yeux. Les neurones qui sont détruits, dans cette maladie, ce sont les neurones moteurs. On les appelle aussi des motoneurones. Ils servent à envoyer les ordres pour faire bouger les muscles. Quand il n'y a plus de motoneurones pour envoyer l'ordre de bouger, les muscles ne peuvent plus bouger. Là encore, on n'en connaît pas les causes et il n'y a pas de traitement. Heureusement, c'est une maladie vraiment très rare.

Par contre, on sait ce qui cause la chorée de Huntington. C'est une maladie génétique qui entraîne une destruction de certains neurones et qui provoque des tremblements importants, des problèmes pour bouger, pour réfléchir et de la dépression.
Quant à la sclérose en plaques, c'est une maladie auto-immune. C'est le système immunitaire qui se trompe et qui détruit, par erreur, des plaques de myéline sur les axones, les fils qui relient les neurones. Elle provoque des douleurs et des problèmes pour bouger.

Pour la maladie de Creutzfeld-Jakob aussi, on connaît la cause. C'est un prion, une sorte de protéine, qui détruit le cerveau et qui entraîne la mort. On ne sait pas soigner cette maladie. Il y a une vingtaine d'années, il y a eu quelques cas chez l'être humain et surtout chez les vaches. On l'appelle aussi la maladie de la vache folle parce que les vaches malades sautent dans tous les sens. C'est une maladie très rare, qui met très longtemps à se déclarer. Entre le moment où la personne est contaminée par le prion et le début de sa maladie, il peut y avoir des dizaines d'années. Ensuite, tout va très vite. Elle a des problèmes d'équilibre, elle ne tient plus bien debout. Elle a différentes difficultés au niveau de la mémoire et du langage par exemple et elle peut, à la fin, perdre la tête. C'est une maladie mortelle que l'on ne sait pas soigner. Il existe d'autres maladies avec des prions qui détruisent le cerveau, mais elles sont encore plus rares.

Certains médecins pensent qu'on risque moins d'avoir une maladie neurodégénérative si on mange bien, avec beaucoup de fruits et légumes et peu de viande et si on évite la pollution et le stress.

CONCLUSION

La nature a malheureusement beaucoup d'imagination pour nous rendre malades. Mais il ne faut pas avoir peur de toutes ces maladies. Elles ne nous affectent que si nous sommes trop fragiles. Un corps en bonne santé a beaucoup moins de risques de tomber malade, de laisser les microbes s'installer et d'autres problèmes se développer.

Au lieu d'avoir peur d'être malade, il faut aider notre corps à être plus fort, plus résistant. Pour cela, il faut faire attention à ce que l'on mange, pour ne pas salir notre corps ni déséquilibrer notre microbiote. On sait aujourd'hui que la composition de ce qui se trouve dans notre intestin détermine si nous sommes en bonne santé ou pas. S'il y a trop de mauvais microbes, le corps est moins bien armé pour se défendre contre les maladies.

Il faut aussi éviter de s'exposer aux produits toxiques et, surtout, ne pas fumer. Une personne qui ne fume pas a énormément moins de risques d'avoir un cancer ou une autre maladie. Il n'y a aucun doute là-dessus. Une personne qui ne fume pas n'a quasiment pas de risques d'avoir, un jour, un cancer du poumon. Deux personnes qui fument sur trois meurent trop tôt, à cause du tabac. Le risque est énorme.

Enfin, notre corps a besoin de bouger. Il faut faire du sport, marcher, monter les escaliers au lieu de prendre l'ascenseur… La sédentarité, le fait de bouger trop peu, rend malade et tue.

Structures éditoriales du groupe L'Harmattan

L'Harmattan Italie
Via degli Artisti, 15
10124 Torino
harmattan.italia@gmail.com

L'Harmattan Hongrie
Kossuth l. u. 14-16.
1053 Budapest
harmattan@harmattan.hu

L'Harmattan Sénégal
10 VDN en face Mermoz
BP 45034 Dakar-Fann
senharmattan@gmail.com

L'Harmattan Cameroun
TSINGA/FECAFOOT
BP 11486 Yaoundé
inkoukam@gmail.com

L'Harmattan Burkina Faso
Achille Somé – tengnule@hotmail.fr

L'Harmattan Guinée
Almamya, rue KA 028 OKB Agency
BP 3470 Conakry
harmattanguinee@yahoo.fr

L'Harmattan RDC
185, avenue Nyangwe
Commune de Lingwala – Kinshasa
matangilamusadila@yahoo.fr

L'Harmattan Congo
67, boulevard Denis-Sassou-N'Guesso
BP 2874 Brazzaville
harmattan.congo@yahoo.fr

L'Harmattan Mali
Sirakoro-Meguetana V31
Bamako
syllaka@yahoo.fr

L'Harmattan Togo
Djidjole – Lomé
Maison Amela
face EPP BATOME
ddamela@aol.com

L'Harmattan Côte d'Ivoire
Résidence Karl – Cité des Arts
Abidjan-Cocody
03 BP 1588 Abidjan
espace_harmattan.ci@hotmail.fr

L'Harmattan Algérie
22, rue Moulay-Mohamed
31000 Oran
info2@harmattan-algerie.com

L'Harmattan Maroc
5, rue Ferrane-Kouicha, Talaâ-Elkbira
Chrableyine, Fès-Médine
30000 Fès
harmattan.maroc@gmail.com

Nos librairies en France

Librairie internationale
16, rue des Écoles – 75005 Paris
librairie.internationale@harmattan.fr
01 40 46 79 11
www.librairieharmattan.com

Librairie l'Espace Harmattan
21 bis, rue des Écoles – 75005 Paris
librairie.espace@harmattan.fr
01 43 29 49 42

Lib. sciences humaines & histoire
21, rue des Écoles – 75005 Paris
librairie.sh@harmattan.fr
01 46 34 13 71
www.librairieharmattansh.com

Lib. Méditerranée & Moyen-Orient
7, rue des Carmes – 75005 Paris
librairie.mediterranee@harmattan.fr
01 43 29 71 15

Librairie Le Lucernaire
53, rue Notre-Dame-des-Champs – 75006 Paris
librairie@lucernaire.fr
01 42 22 67 13

www.ingramcontent.com/pod-product-compliance
Lightning Source LLC
LaVergne TN
LVHW021209061026
849535LV00008B/2640
* 9 7 8 2 3 4 3 2 1 5 9 9 0 *